AF472990

TRAITEMENT CHIRURGICAL

DE

L'ECTOPIE TESTICULAIRE

PAR

C. DUCHESNE

Docteur en médecine de la Faculté de Paris
Ancien externe des hôpitaux

PARIS
G. STEINHEIL, ÉDITEUR
2, RUE CASIMIR-DELAVIGNE, 2

1890

TRAITEMENT CHIRURGICAL

DE

L'ECTOPIE TESTICULAIRE

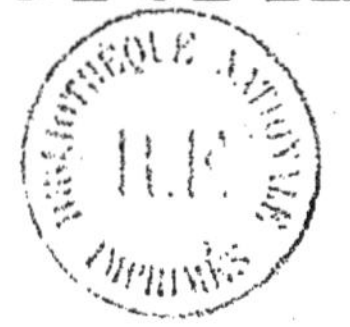

PAR

C. DUCHESNE

Docteur en médecine de la Faculté de Paris
Ancien externe des hôpitaux

PARIS

G. STEINHEIL, ÉDITEUR

2, RUE CASIMIR-DELAVIGNE, 2

1890

A LA MÉMOIRE DU DOCTEUR DUVAL (de Gournay)

Chevalier de la Légion d'honneur

Témoignage d'inaltérable reconnaissance.

A MA MÈRE

A MES AMIS

A MES MAITRES DANS LES HOPITAUX DE PARIS

A M. LE DOCTEUR TUFFIER

Professeur agrégé, chirurgien des hôpitaux

A MON PRÉSIDENT DE THÈSE

M. LE PROFESSEUR GUYON

Membre de l'Académie de médecine
Chirurgien de l'hôpital Necker

TRAITEMENT CHIRURGICAL
DE
L'ECTOPIE TESTICULAIRE

Pendant notre externat à Lariboisière, dans le service de notre excellent chef, le Dr Peyrot, nous avons observé deux cas d'ectopie testiculaire, traités par la descente artificielle du testicule et sa fixation dans les bourses.

Nous assistions, il y a quelques mois, à deux opérations semblables, pratiquées par M. le Dr Tuffier, à Necker, dans le service de M. le professeur Guyon.

L'intervention, chez les différents malades, était indiquée par des symptômes douloureux intenses, avec des particularités diverses, liées soit à la coexistence d'une hernie ou à la bilatéralité de l'anomalie, soit à la mobilité plus ou moins grande de l'organe déplacé.

Dans beaucoup de cas analogues dont nous avons lu les relations, on a guéri les malades, radicalement, il est vrai, mais en supprimant l'organe gênant. Bien des thèses et bien des mémoires ont été consacrés aux avantages de la castration, même préventive, dans l'ectopie testiculaire.

Les tentatives de cure chirurgicale avec conservation du testicule comptent au contraire peu de partisans jusqu'à ce jour et aucun travail d'ensemble n'a encore été, que nous sachions, publié sur cette question.

Nous n'avions ni l'expérience ni l'autorité suffisantes, pour entreprendre ce dernier ; aussi nous sommes-nous seulement proposé de réunir dans notre thèse les différents matériaux épars et de tirer de nos observations personnelles et de celles que nous avons pu recueillir, les conclusions qu'elles comportent.

M. Peyrot voulut bien nous encourager dans cette voie et nous montrer l'intérêt de cette étude ; ce nous est un devoir agréable que de lui exprimer nos sincères remercîments pour les savants conseils que nous avons toujours trouvés près de lui.

Nous ne saurions oublier combien notre tâche a été simplifiée grâce à la complaisante amabilité avec laquelle MM. Jalaguier, Kirmisson, Lucas-Championnière, Monod, Nélaton, Péan, Quenu, Richelot, Schwartz, chirurgiens des hôpitaux, nous ont communiqué leurs observations toutes inédites ; nous leur renouvelons ici l'expression de nos sentiments reconnaissants.

Qu'il nous soit permis d'adresser un hommage particulier de gratitude à notre bienveillant maître, M. le Dr Tuffier, pour la gracieuse obligeance avec laquelle il nous a conseillé et guidé dans ce travail, les soins qu'il a pris de nous faire profiter des nombreux cas de sa pratique et l'intérêt qu'il a bien voulu nous témoigner.

Nous prions enfin M. le professeur Guyon de croire à notre respectueuse reconnaissance pour le grand honneur qu'il a daigné nous faire en acceptant la présidence de cette thèse

INTRODUCTION

L'opération que nous nous proposons d'étudier a pour but de corriger le déplacement, « l'erreur de position » qui, on le sait, constituent l'ectopie testiculaire.

Nous ne nous attarderons pas à discuter l'étiologie d'ailleurs très controversée de cette anomalie; les causes invoquées sont nombreuses et plus ou moins hypothétiques.

Ce qui est incontestablement établi, c'est que la glande séminale, placée au début de la vie fœtale près de la colonne lombaire, au-dessous du rein, descend avec ses annexes pour se rendre, au 9e mois de la gestation, dans le scrotum qui, lui, s'est développé in situ et d'une façon indépendante.

Que dans cette longue migration se produisent des arrêts ou des déviations, le testicule n'arrive pas à destination; l'ectopie est constituée et se traduit par la vacuité scrotale et la présence anormale de l'organe dans une autre région.

Cette région est ordinairement le pli de l'aine (*ectopie inguinale*), moins souvent l'abdomen (*ectopie abdominale*), plus rarement le périnée (*ectopie périnéale*).

En dehors de ces ectopies par migration défectueuse et congénitales dans toute l'acception du mot, il existe des ectopies acquises (Monod et Terrillon) ou ectopies en retour (Censier) survenant à un âge variable, d'une façon temporaire ou définitive, sous l'influence de contractions physiologiques exagérées. Les déplacements accidentels ainsi produits appartiennent aux variétés inguinale ou abdominale.

Nous nous en tiendrons à cette classification suffisamment précise pour les cas que nous envisagerons et auxquels s'applique la cure radicale de l'ectopie.

Après avoir tiré des dangers inhérents à cette infirmité et de ses complications possibles la nécessité d'une intervention chirurgicale, nous montrerons comment cette dernière a été comprise et appliquée, quand et comment elle doit avoir lieu ; enfin nous indiquerons, avec des observations cliniques à l'appui, les résultats de la descente artificielle du testicule et de sa fixation dans le scrotum.

DANGERS DE L'ECTOPIE

« L'ectopie la plus simple et la plus dépourvue de complications peut être l'origine de douleurs, d'un sentiment de gêne habituelle, de petites poussées inflammatoires qui s'opposent à l'exercice de certaines professions, rendent la vie pénible et obligent quelquefois à une opération radicale. » Trélat et Peyrot, in Dict. Encyc.

Le testicule, en effet, ne siège pas impunément dans une région à laquelle il est étranger. Maintenu entre des plans résistants et inextensibles, dans le pli de l'aine comme dans le périnée, il est exposé à des compressions et à des contusions de tout instant. Les efforts, la marche, les moindres mouvements exigent souvent de l'ectopique, une grande circonspection et deviennent, dans certains cas, subitement impossibles. Plusieurs des malades de nos observations sont venus, pour cette seule raison, réclamer une intervention.

Les douleurs n'ont pas toujours, il est vrai, cette acuité ; le testicule ectopique, comme l'anse intestinale chez le hernieux, peut rester de longues années sans révéler sa présence quand, tout à coup, éclatent des accidents alarmants : coliques violentes, constipation, ballonnement du ventre, vomissements, etc., véritable étranglement testiculaire rendant le diagnostic d'autant plus difficile que l'ectopie se complique souvent d'une hernie.

Les exemples de ces graves complications ne sont pas rares et de nombreux cas en ont été signalés par Lecomte, Godard, Pâris, Richter, Valette, Le Dentu, etc.

L'ectopie abdominale elle-même n'est pas exempte de ces dangers, soit que le testicule vienne s'engager dans le canal inguinal trop étroit pour le recevoir, soit qu'il subisse une torsion de son pédicule, comme Debout et, après lui, Nicoladoni, en ont rapporté des exemples.

La coexistence d'une hernie constitue la complication la plus fréquente et la plus sérieuse. Le testicule, par sa présence, rend la contention de la hernie difficile, le taxis dangereux, la cure radicale minutieuse et délicate et ces inconvénients sont souvent tels qu'on a proposé dans ces cas la castration préventive (Aubert).

Enfin, on sait que le cancer et l'orchite frappent volontiers le testicule ectopié et cette dernière complication revêt alors une gravité spéciale à cause de la continuité fréquente de la vaginale avec le péritoine.

A côté de ces dangers en quelque sorte pathologiques, existent pour l'organe ectopié des complications fonctionnelles qui assombrissent encore le pronostic de l'ectopie.

Ce sont les troubles qui surviennent dans l'évolution de la glande par suite d'une nutrition défectueuse, qui la rendent anémiée, mollasse, de petit volume et en feront, comme nous le montrerons plus loin, un organe inutile, si le testicule n'est pas rendu bientôt à ses conditions physiologiques.

État du testicule ectopié.

On a souvent fait aux tentatives de cure radicale d'ectopie avec conservation de l'organe, cette objection, que le testicule était nécessairement altéré, qu'il constituait un organe inutile au point de vue fonctionnel, mort physiologiquement, et que cette seule considération suffisait pour justifier la castration préventive d'emblée.

Le Dentu, dans sa thèse d'agrégation, combattit cette idée trop absolue de Follin et il admit, avec Godard, que, dans le plus grand nombre des cas, la substance glandulaire a gardé sa structure normale.

Sans rappeler les observations de Lallemand et Wilson qui virent l'atrophie testiculaire disparaître après la descente de l'organe dans les bourses et sous l'influence d'excitations vénériennes, les faits sont aujourd'hui nombreux où l'examen anatomique a permis de constater l'intégrité de la glande (Cloquet, Bright, Curling, Valette, etc.).

Le microscope a aussi révélé la présence des spermatozoïdes, notamment dans le cas si connu de Beigel dont le malade, âgé de 22 ans, portait une ectopie inguinale double.

Depuis lors, Albert (de Vienne) a fait la même constatation sur le testicule d'un malade de 26 ans, testicule enlevé au cours de la cure radicale d'une hernie.

Cette intégrité anatomique et fonctionnelle a encore été constatée par Monod et Arthaud (Mémoire 1887) chez un sujet de 20 ans. « Le travail de spermatogenèse paraissait n'être pas sensiblement ralenti ; il était possible de suivre, dans une même préparation, les diverses phases du travail karyokinétique spécial de la glande séminale. »

Il existe, il est vrai, à côté de ces faits positifs, un grand nombre d'observations où le parenchyme glandulaire était altéré dans sa structure et ne fonctionnait plus, mais il n'en est pas moins bien établi que la glande ectopiée n'est pas fatalement, irrémédiablement atteinte, et que c'est seulement chez l'adulte, dans les cas d'ectopie ancienne, que la dégénérescence est la règle.

La diminution de volume qu'on rencontre chez les jeunes sujets n'est due qu'à un arrêt dans le développement organique, non à une atrophie véritable, et si, dans ces conditions, « une évolution plus tardive qu'à l'ordinaire amène au dehors le testicule, il prend souvent en peu de temps son volume normal et devient apte à fonctionner à son heure, comme s'il n'avait jamais été retenu. »

En est-il de même, quand la descente spontanée ne s'effectuant pas on intervient chirurgicalement? C'est ce que l'examen des résultats ultérieurs de l'opération permet d'espérer, sinon d'affirmer.

Considérations morales.

Les inconvénients u testicule en ectopie, son ét at anatomique normal, au moins jusqu'à l'âge adulte, justifient donc l'intervention. Il est une autre considération, moins scientifique peut-être, mais à coup sûr aussi importante si on se place au point de vüe exclusif du malade: c'est l'état moral, l'hypochondrie que provoque chez beaucoup de malades l'absence d'un et surtout de deux testicules. « L'esprit s'alarme facilement, dit Curling, à la moindre imperfection des organes génitaux. » Nous n'en citerons comme preuve que le cas si connu de l'étudiant en médecine, élève d'Astley Cooper, que sa cryptorchidie poussa au suicide et chez lequel l'autopsie révéla l'intégrité des glandes séminales.

Outre la crainte bien naturelle de stérilité qu'elle provoque, l'ectopie est, pour ceux qui en sont atteints, un sujet de honte.

L'un des malades de nos observations ne consentit à se laisser opérer qu'à la condition expresse que ses parents ignoreraient ce dont il s'agissait et ceux-ci étaient toujours dans la même ignorance, quand nous avons revu le malade, c'est-à-dire plus d'un an après l'opération.

C'est qu'en effet le testicule, ainsi que son nom l'indique « est le témoin de la virilité et de la force » (Brissaud), et les malades se séparent avec d'extrêmes difficultés de ce témoignage. Nul n'ignore contre quelles déterminations obstinées se heurte trop souvent le chirurgien quand il propose l'ablation de l'organe devenu dangereux et menaçant pour son propriétaire.

Le testicule serait-il manifestement inutile, mort fonctionnellement, sa présence dans les bourses, à moins toutefois de dangers spéciaux, n'aurait-elle d'autre avantage que de ne laisser au malade qu'un testicule moral (Verneuil), une illusion consolante (Robert), que la méthode conservatrice mériterait encore d'être employée à l'exclusion de toute autre.

HISTORIQUE

L'idée si rationnelle de déloger un testicule ectopié de sa position vicieuse pour l'amener dans le scrotum et l'y fixer n'est pas nouvelle. Elle précéda même les autres tentatives de descente artificielle du testicule, puisque déjà, en 1820, Koch, de Munich, la mit à exécution avec un succès relatif.

Comme le montre l'observation que nous rapportons plus loin en détail, il fit descendre, par une opération sanglante, le testicule dans le scrotum et il l'y fixa par une suture qui le rattachait à la cloison du dartos.

Chelius, dans son Traité de Chirurgie (1836), conseille cette opération dans les cas d'ectopie inguinale et insiste sur la longueur constamment suffisante du cordon. « Dans tous les cas, dit-il, où le testicule est retenu « dans l'aine, il est convenable d'ouvrir le scrotum et « l'anneau inguinal, afin de le faire descendre dans sa « position normale. Le *cordon des vaisseaux n'oppose « aucun obstacle à cette manœuvre*, car il a conservé sa « *longueur naturelle*. Afin de maintenir le testicule dans « le scrotum, on *peut passer une anse de fil à travers la « partie inférieure du scrotum et la tunique vaginale*, et

« exercer sur l'anneau une compression convenable. »

Curling, dans la première édition de son Traité, rejette catégoriquement cette opération comme étant trop dangereuse. « Elle n'est pas de celles, dit-il, que je serais « disposé à pratiquer. »

Les tentatives de cure radicale d'ectopie inguinale furent ensuite abandonnées jusqu'à ces dernières années, c'est-à-dire jusqu'à une époque où la méthode antiseptique rigoureusement appliquée fit disparaître les dangers.

Le transfert du testicule et sa fixation furent seulement réservés aux testicules en ectopie périnéale. C'est ainsi qu'en 1858, Partridge intervint, chez un soldat, mais sans succès, puisqu'il dut faire une castration secondaire.

Curling, moins réservé pour l'ectopie périnéale que pour l'ectopie inguinale, « fut sur le point de réussir « malgré certaines difficultés opératoires ; mais l'enfant « qu'il avait opéré mourut, au bout d'une quinzaine de « jours, d'une maladie intercurrente ».

Adams, en 1831, assisté de l'aide et des conseils de Curling, opéra une ectopie périnéale chez un enfant âgé seulement de 11 semaines, qui mourut d'érysipèle et de péritonite consécutive ; l'autopsie lui permit de constater l'efficacité de la fixation.

Annandale (1879) fut plus heureux et transporta avec un plein succès du périnée dans le scrotum un testicule qu'il fixa par un catgut « placé à travers la base du scrotum et la partie inférieure de la glande ».

C'est alors que furent renouvelées, et, cette fois, avec

une série desuccès, les tentatives, vaines jusqu'ici, de cure radicale d'ectopie inguinale.

Wood, en Angleterre, Max Schuller et Nicoladoni, en Allemagne, opérèrent avec un égal succès opératoire et thérapeutique.

Marshall (1883) et Owen (1888), réussirent également dans deux cas d'ectopie périnéale.

C'est en 1887 que fut appliquée pour la première fois en France, par M. Lucas-Championnière, ce mode de traitement de l'ectopie. Il s'agissait d'une ectopie double abdominale, c'est-à-dire d'une dicryptorchidie véritable.

Pareille tentative n'avait pas encore été faite et elle fut justifiée par un plein succès.

Quelques mois plus tard, alors que l'observation de M. Lucas-Championnière n'était pas encore publiée, M. Tuffier montra que, dans certaines conditions, l'opération sanglante était inutile, qu'on pouvait, à l'aide de simples manœuvres externes, obtenir la descente du testicule et le maintenir également par la fixation à laquelle il donna le nom de *célorraphie*. Il insista aussi sur la nécessité, pour avoir une fixation solide, de traverser le parenchyme testiculaire et démontra expérimentalement l'innocuité de ce procédé. Ces expériences et une série de trois succès chez de jeunes enfants firent le sujet d'un mémoire intéressant (1889), qui souleva à la Société de chirurgie une importante discussion (avril 1889).

MM. Monod, Lucas-Championnière, Schwartz, Jalaguier, Quenu, Reclus, Richelot, Kirmisson, Routier, Trélat et Terrillon, apportèrent à cette discussion les résultats de leur pratique et de judicieuses remarques.

M. Kirmisson proposa le nom d'orchidopexie comme expression plus exacte de la réalité.

Nous devons ajouter que les opérations de MM. Péan et Peyrot étaient antérieures à cette discussion.

La cure radicale de l'ectopie testiculaire a donc actuellement en France, comme à l'étranger, de nombreux partisans et les faits démentent cette phrase d'une thèse qu'on croirait plus ancienne : « La chirurgie française reculerait devant une opération semblable présentant tous les inconvénients et aucun des avantages de la castration ! » (Barreau, Th. de 1884.)

PROCÉDÉ OPÉRATOIRE

La cure radicale de l'ectopie comprend deux temps : 1° la descente du testicule ; 2° sa fixation dans les bourses. Nous les étudierons successivement.

I. — *Descente artificielle du testicule.*

On peut amener le testicule dans les bourses : *a*. Par des moyens de douceur. *b*. Par l'opération sanglante.

A. — *Moyens de douceur.*

Préconisés depuis longtemps par Hunter, ils comprennent les manipulations propres à libérer le testicule de sa position défectueuse et à lui donner une mobilité telle qu'il puisse être amené au delà de l'orifice externe du canal inguinal.

Ils consistent en une série de pressions lentes, régulières, superficielles, exercées suivant les indications spéciales de haut en bas (ect. inguinale) ou de bas en haut (ect. périnéale), assez douces pour ne pas provoquer de douleurs, fréquemment répétées et progressivement croissantes. C'est en procédant de cette façon prudente et patiente que M. Tuffier put obtenir les trois succès que nous rapportons plus loin.

Ces pressions se feront avec la face palmaire des doigts, sur la région préalablement enduite d'un corps gras et seront répétées méthodiquement tous les jours ou tous les deux jours pendant au moins cinq minutes.

Quand le testicule est douloureux, que les manipulations ne peuvent être tentées sans faire souffrir le malade, on réussit quelquefois, sous le chloroforme, à faire descendre le testicule. M. Reclus, chez le premier de ses opérés, pratiqua de cette façon, sans incision, la descente de l'organe.

S'il y a hernie concomitante, que l'anse intestinale soit adhérente ou non au testicule ectopié, il faut, d'une main, contenir la hernie et, de l'autre, pratiquer le massage destiné à détruire les connexions des deux organes.

Ces sortes de manœuvres agissent en rompant ou simplement en étirant les adhérences, pourvu que celles-ci soient suffisamment molles et extensibles.

De là des résultats variables et des indications spéciales que nous étudierons en comparant les deux méthodes de descente testiculaire.

B. — *Méthode sanglante.*

Précautions præ-opératoires. — De même que la cure radicale de la hernie, la cure radicale de l'ectopie testiculaire doit être entourée de précautions antiseptiques minutieuses ; c'est la première condition du succès opératoire et aussi du résultat thérapeutique.

Le chirurgien et ses aides seront absolument aseptiques ; les instruments stérilisés dans l'eau bouillie et passés à l'eau phéniquée forte.

La région étant préalablement rasée, la paroi abdominale, la verge, le scrotum, le périnée, le haut des cuisses seront lavés à labrosse et avec une solution antiseptique. On fera soigneusement la toilette du prépuce et du gland qui peuvent se trouver accidentellement au contact du testicule pendant l'opération.

Le choix de la solution antiseptique n'est pas indifférent; la peau du scrotum et de la verge, en raison de sa délicatesse, ne supporte pas les solutions fortes qu'on emploie pour nettoyer et antiseptiser les autres régions.

Julliard rapporte dans la Revue de Chirurgie (1884), qu'ayant lavé, chez un opéré de hernie, les régions inguinale et scrotale avec une solution phéniquée à 3 0/0, une violente irritation de la peau du pénis et du scrotum survint, suppura et se détacha par lambeaux. Or, dans la cure de l'ectopie, cet accident serait très vraisemblablement une cause d'échec.

Il sera donc prudent de se servir d'une solution phéniquée très faible ou d'une solution non irritante, sublimée ou boriquée.

Enfin, le scrotum ayant la propriété de se rétracter sous l'influence du froid, Julliard insiste également sur la nécessité de n'employer que des solutions chaudes qui relâchent les parois et dilatent la poche scrotale ordinairement étroite.

La région lavée sera ensuite recouverte de compresses

bouillies, ne laissant à découvert pendant l'opération que le moins possible du champ opératoire.

Manuel opératoire. — L'ectopie inguinale étant de beaucoup la plus fréquente, nous nous occuperons d'abord et surtout de cette variété.

L'incision pratiquée comme pour la hernie, à environ deux travers de doigt au-dessus du pli de l'aine, parallèlement à celui-ci et au grand axe de la saillie testiculaire, partira de la partie supérieure du scrotum. Elle s'étendra assez haut, jusqu'au niveau de l'orifice inguinal interne ou au delà, surtout si le testicule est mobile. En effet, qu'il y ait hernie ou adhérences, la dissection doit remonter très haut.

Le tissu cellulaire, les muscles étant incisés et les lèvres de la plaie écartées, on arrive sur le testicule facilement reconnaissable à sa consistance ; la vaginale se distingue à sa coloration blanc grisâtre spéciale du tissu cellulo-adipeux qui souvent englobe la glande.

Plusieurs cas peuvent alors se présenter relativement aux rapports du testicule avec la séreuse péritonéale : 1° Ou le testicule est contenu dans une séreuse propre, dans une vaginale distincte ; 2° ou la vaginale n'existe pas à l'état de poche isolée et se continue, avec ou sans tendance à l'oblitération, avec le péritoine.

1° La première disposition est la moins fréquente.

Si le testicule, après l'incision des plans fibreux qui l'enserrent, est mobile ou facilement mobilisable, si on reconnaît l'existence propre de la vaginale, la descente peut s'effectuer sans difficulté dans le scrotum, pourvu toutefois, que celui-ci soit suffisamment spacieux.

Mais la vaginale adhère souvent, par des liens fibreux ou seulement par des connexions moins résistantes aux parties voisines.

On sectionne ces adhérences avec précaution en prenant garde de ne point intéresser la séreuse. Si celle-ci est incisée, déchirée pendant l'opération, on suture aussitôt la plaie, la fenêtre accidentelle, avec du catgut fin.

Il faut avoir soin, avant de pratiquer l'abaissement dans le scrotum, de faire de légères tractions sur le cordon afin de constater s'il est uni par des adhérences aux parties voisines. Dans ce cas, celles-ci seront détruites aussi haut que possible. La descente du testicule s'opère alors facilement, à moins qu'on ait à lutter contre une difficulté rare : la brièveté du cordon.

Nous envisagerons ce cas ultérieurement.

2° Il y a persistance du conduit vagino-péritonéal et coexistence d'une hernie vaginale testiculaire ou funiculaire.

Que ce conduit soit demeuré largement ouvert dans toute son étendue ou seulement dans sa portion funiculaire, l'opération n'en est pas moins rendue délicate par la dissection longue et minutieuse qu'elle exige. La difficulté est quelquefois telle que le chirurgien, dans l'impossibilité de séparer les éléments du cordon, est obligé de pratiquer la castration. Les chirurgiens qui pratiquent la cure radicale des hernies ont insisté sur ce temps difficile de l'opération.

Nous emprunterons à la thèse de Chauveau la description de la disposition anatomique réciproque des éléments du cordon et de la séreuse :

« Le canal péritonéo-vaginal est contenu dans l'enveloppe fibreuse commune au cordon et au testicule dont il suit la direction.

« Le cordon est adossé au conduit vagino-péritonéal dans toute sa longueur et, lorsqu'on ouvre ce canal, il apparaît alors régulièrement cylindrique, saillant tout entier dans le conduit vagino-péritonéal et comme attaché à sa face interne par une adhérence intime. Il est bien entendu que la séreuse l'enveloppe dans sa cavité ; mais le feuillet viscéral qu'elle forme autour de lui est si complet qu'il semble aussi difficile de l'en séparer que de sortir l'intestin du péritoine ou le poumon de la plèvre. »

On commence par inciser la tunique fibreuse commune au niveau de la partie supérieure du testicule, circulairement et avec la pointe du bistouri, en ayant soin de n'inciser qu'elle et de ne point blesser les éléments du cordon.

On fend ensuite le sac sur le point opposé au cordon et on commence la dissection de la séreuse, de préférence par le côté interne. La dissection par le côté externe expose en effet à comprendre dans le décollement des parties cellulo-fibreuses qui adhèrent au cordon.

L'isolement de la séreuse doit se faire aussi profondément que possible ; le pédicule est ensuite lié et réséqué comme dans les cures radicales ordinaires de hernie.

La partie inférieure de la séreuse, celle qui est restée en rapport avec le testicule, est fermée par des sutures au catgut et le testicule est dès lors contenu dans une vaginale distincte

Max Schüller et Lucas-Championnière, pour rendre

l'opération plus complète et toute réascension testiculaire impossible, recommandent de sectionner toutes les fibres du crémaster, en un mot, de ne respecter que les vaisseaux et le canal déférent. Cet isolement est très délicat, car le crémaster est constitué par des fibres musculaires dissociées, éparses autour du canal et interposées aux vaisseaux. De plus, ces fibres jouent un rôle dans la fécondation en activant la progression du contenu des voies spermatiques.

La résistance, l'espèce de contre-extension produite par la fixation du testicule et du cordon est généralement suffisante pour s'opposer à l'action du muscle.

M. Tuffier, dans son Mémoire, émet l'ingénieuse idée de paralyser l'action musculaire par la section du nerf crémastérin ; mais, il reconnaît que c'est plutôt là un procédé d'amphithéâtre à cause de la ténuité du filet crémastérin, de l'absence de point de repère pour le trouver. De plus, ce procédé est passible des mêmes objections physiologiques.

Donc, isolement de la séreuse, dissection de la partie supérieure, qui est liée et réséquée, reconstitution de la vaginale aux dépens de la partie inférieure, abaissement du testicule après destruction des adhérences externes : tel est le procédé que doit compléter la fixation du testicule.

Dans l'ectopie périnéale, le procédé opératoire reste le même ; la coexistence très rare dans cette variété d'une hernie, l'oblitération fréquente du canal péritonéo-vaginal et, par suite, la présence d'une vaginale distincte rendent l'opération très simple.

Une incision s'étendant de la poche scrotale à la poche périnéale ayant mis le testicule à nu, il suffira de détruire les adhérences qui retiennent invariablement celui-ci pour que le transfert dans le scrotum puisse s'effectuer.

Dans l'ectopie abdominale, l'opération ne peut avoir lieu que si le testicule, grâce à certains mouvements ou à une gymnastique spéciale de la part du malade s'engage dans le canal inguinal ou, au moins, à l'orifice interne. Le testicule est alors mobile, flottant (Monod et Terrillon), en ectopie inguino-abdominale.

On aura soin, dans ces cas, de faire marcher le malade quelques heures avant l'opération, afin que son testicule s'engage dans le canal inguinal, où, par un moyen de contention, de préférence la pression digitale, on le maintiendra jusqu'à ce que l'incision ait permis de le saisir directement.

Sans cette fixation préalable, l'opération pourrait échouer, par suite de l'impossibilité de trouver le testicule, comme deux de nos observations en montrent un exemple.

Dans les cas où le testicule est fixe dans l'abdomen, mais non loin de l'orifice interne, qu'on l'y peut sentir par des palpations, l'opération est encore possible ; c'est dans deux cas de ce genre qu'intervint M. Lucas-Championnière, qui a toujours trouvé à l'entrée du canal inguinal et s'y prolongeant plus ou moins, une sorte de pédicule séreux, lequel, fortement attiré, permet d'amener le testicule à l'anneau.

II. — DE LA FIXATION DU TESTICULE

La fixation du testicule au fond des bourses est différemment pratiquée.

Les uns emploient le catgut, d'autres la soie phéniquée. Mais il est nettement établi par les expériences de M. Tuffier, expériences que nous avons répétées, que le catgut se résorbe au bout d'une dizaine de jours sans laisser d'adhérences et l'observation clinique montre aussi l'insuffisance de ce procédé. Nous préférons donc au catgut la soie phéniquée qui crée entre le scrotum et le testicule une adhérence solide, résistante et définitive.

Quoi qu'il en soit, il importe de traverser la glande séminale dans son épaisseur. La fixation exclusive de l'albuginée est en effet impossible, puisque cette membrane, musculaire et épaisse chez certains animaux, n'a chez l'homme qu'une épaisseur de 60 à 70 μ. D'autre part, la vaginale, constituée par du tissu conjonctif et un endothélium, n'offre pas assez de résistance.

On pourrait toutefois, d'après M. Quénu, utiliser avec avantage l'adhérence de la vaginale à la queue de l'épididyme et se contenter de faire passer le fil fixateur dans ce méso-testis sans intéresser le testicule.

Le passage d'un fil de soie ou de catgut, pourvu qu'il soit aseptique, est d'ailleurs d'une innocuité absolue, ainsi que le démontrent les expériences sur le chien. On ne craindra donc point de traverser la glande séminale dans son épaisseur et on choisira de préférence la partie antérieure et inférieure où l'on n'est exposé à blesser ni épididyme ni vaisseaux.

Du côté du scrotum, le fil peut traverser ce dernier dans toute son épaisseur et alors on en lie les deux extrémités à l'extérieur. Mais il est préférable de ne traverser que les couches profondes en retournant un peu en doigt de gant le fond du scrotum pour faciliter cette manœuvre. Les deux extrémités du fil sont alors liées dans le scrotum et la suture est contenue tout entière à l'intérieur de celui-ci, sans faire aucune saillie, aucune apparition à l'extérieur. Cette manœuvre qui, bien entendu, n'est possible que dans l'opération sanglante, a pour avantage de faire disparaître une chance de suppuration; on sait, en effet, combien il est difficile quelquefois de maintenir un pansement bien appliqué dans cette région; par suite de mouvements du malade ou pour toute autre cause, le pansement se déplace ou se relâche et la partie inférieure du scrotum peut n'être plus suffisamment abritée. De là, suppuration au point d'entrée ou de sortie du fil et formation consécutive d'un trajet fistuleux, comme nous l'avons observé dans deux cas.

Un seul fil, quand le testicule et les couches scrotales profondes sont bien traversés, suffit généralement. En peu de temps les adhérences se forment; mais, pour éviter toute réascension ultérieure, il ne faut pas s'en tenir à cette fixation pure et simple. Il importe, comme l'a fait M. Tuffier chez ses derniers opérés, de suturer par une ou deux soies, le cordon aux fibres aponévrotiques des piliers. Ce fil ne traversera que l'enveloppe fibreuse du cordon sans intéresser ni les vaisseaux ni le canal déférent. Cette suture péritesticulaire en s'opposant directement à l'agent ordinaire d'extension rend impossible toute réascension ultérieure; elle est le complément nécessaire de l'orchidopexie.

Soins consécutifs. — La descente du testicule et la fixation étant terminées, on fait avec le sublimé ou la solution phéniquée faible, la toilette de la région; on ferme le canal inguinal par un plan de sutures profondes et on réunit par des sutures superficielles à la soie ou au crin de Florence les lèvres de l'incision cutanée. Avec une antisepsie rigoureuse, le drainage est inutile.

Le pansement doit être appliqué avec soin, antiseptique sans être irritant, compressif et largement étendu.

Le salol et la gaze salolée nous semblent préférables à l'iodoforme et à la gaze iodoformée qui, trop souvent, provoquent des érythèmes intenses s'accompagnant d'accidents fébriles et pouvant aller, quand le scrotum est intéressé, jusqu'à l'ulcération des parties. C'est ce que Julliard observa chez deux de ses opérés d'hydrocèle par incision : l'érythème détermina de la tuméfaction du scrotum, de l'œdème du pénis avec production de phlyctènes et suppuration.

Immédiatement au-dessus de la gaze, on appliquera une épaisse couche de ouate hydrophile et, par-dessus, un étage d'éponges ou de rouleaux d'ouate qui permettront d'exercer une compression plus parfaite. On disposera les bandelettes de pansement de façon à faire porter tout l'effort sur le testicule et à le maintenir au fond des bourses. On maintiendra cette compression à l'aide du spica classique formé de bandes de tarlatane humides.

La compression est d'autant plus importante que, le plus souvent, la cure radicale de la hernie se joint à celle de l'ectopie. Or, on sait combien il est important d'obtenir pour la première une cicatrice épaisse et résistante. L'importance n'est-elle pas la même pour l'ectopie et le gros cordon fibreux cicatriciel qui rend matériellement impossible la récidive de la hernie ne s'opposera-t-il pas de la même façon à celle de l'ectopie ?

Enfin, le pansement s'étendra de l'ombilic à mi-cuisse du côté opéré, englobant le scrotum tout entier et ne laissant passer que la verge.

Il va sans dire que les couches superficielles du pansement seront recouvertes d'un mackintosh ou d'un taffetas imperméable destiné, dans le cas spécial, à empêcher l'urine, qui souille souvent le pansement, de s'infiltrer dans les couches profondes. Schüller, dans ce but, recommande le cathétérisme méthodique, mais cette précaution nous paraît superflue.

Le pansement, à moins d'indications particulières (élévation de température, suppuration, etc.) sera refait au bout de 6 ou 8 jours, époque à laquelle la réunion est généralement obtenue. On le renouvellera ensuite, en maintenant la compression, jusqu'à guérison complète.

OBSERVATIONS

Obs. I. — *Ectopie testiculaire inguinale droite. —Descente et fixation*, par M. Peyrot, hôpital Lariboisière. (Observation personnelle.) Février 1889.

R. E., 14 ans. Bien constitué, sans antécédents héréditaires. Ses parents l'amènent à la consultation le 4 février pour une prétendue hernie étranglée et racontent qu'il souffre depuis deux jours de douleurs violentes dans l'aine droite, que la marche et la station debout sont très pénibles. Ce qui fit croire à la hernie, c'était la présence dans le pli inguinal d'une saillie que les parents avaient remarquée dès le jeune âge mais dont ils ne se préoccupèrent point.

A l'examen, on trouve dans l'aine droite, un peu au-dessus de l'anneau externe, une tumeur ovoïde, de la grosseur d'une noix, régulière, de consistance molle, très douloureuse au toucher. On en délimite nettement les contours et elle n'envoie pas de prolongement du côté de l'abdomen.

Le doigt introduit dans l'anneau inguinal externe ne sent pas l'impulsion de la tumeur quand on fait tousser le malade.

Les téguments sont sains et glissent sur la tumeur, mais celle-ci est fixe dans sa position et on ne peut la déplacer dans aucun sens.

Le scrotum est bilobé ; mais le raphé est fortement dévié à droite ; la poche scrotale de ce côté est vide et rétractée ; celle du côté opposé contient un testicule normal.

M. Peyrot diagnostique une ectopie inguinale interstitielle droite, sans hernie apparente, avec poussée inflammatoire du testicule ectopié.

Repos. Application d'émollients. On essaie par des massages de mobiliser le cordon ; mais ces manœuvres, d'ailleurs rendues difficiles par les souffrances qu'elles occasionnent, ne mobilisent pas la glande et M. Peyrot se propose d'arriver à ce but par l'opération sanglante.

Opération le 8 février.

Chloroformisation. Lavage de la région au sublimé. Application de compresses bouillies sur toute la région.

Incision étendue de la tumeur inguinale à la partie inférieure du scrotum droit.

La paroi antérieure du canal inguinal étant complètement incisée et les deux lèvres écartées, on arrive sur le testicule. Celui-ci n'est pas contenu dans une vaginale distincte, mais entouré par la séreuse péritonéale qui ne s'est point oblitérée.

Incision du conduit péritonéo-vaginal, qui est uni aux fibres aponévrotiques voisines par quelques adhérences.

Résection de la partie supérieure qui est assez facilement disséquée et pédiculisée; réfection de la vaginale aux dépens de la partie inférieure qu'on ferme au-dessus du testicule par des sutures au catgut.

On abaisse assez facilement le testicule dans le scrotum ; le cordon, bien que suffisamment long, est tendu quand on fixe le testicule au fond de la poche scrotale. Cette suture est faite par deux catguts passés dans les couches sous-cutanées du scrotum et dans la vaginale.

Suture des lèvres de la plaie aux crins de Florence. Pas de drains.

Pansement iodoformé, compressif.

Le 11 février, la température qui s'était maintenue normale est de 38°,5 ; le malade se plaint de douleurs et de sensations de cuisson du côté de sa plaie.

Le premier pansement est ôté ; on voit que la région est le siège d'un érythème iodoformique intense, mais sans point de suppuration. On refait un pansement à la vaseline boriquée.

Ce pansement est renouvelé tous les matins et l'érythème diminue pour disparaître complètement.

8 jours après l'opération, les fils sont ôtés; réunion complète par première intention.

On renouvelle toutefois le pansement compressif que le malade garde jusqu'à sa sortie.

Il quitte l'hôpital le 17 mars avec un testicule droit situé à la partie supérieure du scrotum, mais nettement pédiculé ; ayant la même consistance et la même sensibilité que le testicule gauche.

Revu en août c'est-à-dire 5 mois après l'opération.

Le testicule droit est dans le même état qu'à la sortie de l'hôpital, mais un peu plus gros qu'à cette date.

Les douleurs et toute sensation de gêne ont disparu. Le scrotum du côté droit est sphérique, sessile et contraste avec celui du côté gauche appendu par un long pédicule, conoïde et très dilaté. On peut d'ailleurs, en saisissant le côté gauche, le pédiculiser et il y a environ un travers de doigt d'intervalle entre le pubis et le testicule.

Point trace de hernie.

Le malade revu dernièrement est dans le même état.

Obs. II. — *Hernie congénitale. — Ectopie testiculaire intermittente. — Double cure radicale de la hernie et de l'ectopie. — Célorraphie*, par M. Nélaton (suppléant M. Peyrot à Lariboisière). — *Guérison.* (Observation personnelle.)

B. 17 ans, affirme que, jusqu'à il y a 2 ans, il ne présentait pas trace de hernie, que ses deux testicules étaient descendus dans les bourses et offraient le même volume.

A cette époque, à la suite d'un effort pour lever un corps pesant, l sentit une grosseur dans l'aine gauche.

Le médecin consulté diagnostiqua une hernie et appliqua un bandage inguinal qui fut bien toléré pendant 2 ans.

Il y a 6 mois, à la suite d'une chute de cheval, le malade ressentit une vive douleur dans l'aine et le testicule gauche, et constata que la hernie était descendue dans le scrotum tandis que son testicule gauche l'avait quitté. Après un repos au lit de quelques jours, la hernie rentra spontanément et le testicule reprit sa place dans le scrotum.

Depuis lors, chaque fois que le malade était debout et marchait quelque peu, la hernie redescendait tandis que le testicule remontait et n'était plus senti du malade. Le bandage devint absolument intolérable ; le travail, la marche, les efforts très pénibles. Enfin le testicule gauche diminua rapidement de volume et c'est ce qui décida surtout le malade à se faire opérer.

Il entre à Lariboisière le 5 août 1889.

On sent dans la poche scrotale gauche une tumeur volumineuse, molle, réductible, constituée par l'intestin hernié. Le testicule ne se trouve point dans le scrotum qui est absolument vide quand on refoule la hernie.

On reconnaît, au milieu du pli de l'aine, le testicule, à sa consistance et à sa sensibilité spéciales. Il est appliqué contre l'anneau inguinal externe et peut d'ailleurs être facilement refoulé dans le scrotum.

L'orifice du canal de ce côté est un peu plus grand que le droit ; il admet l'extrémité du petit doigt, mais il est trop petit pour donner passage au testicule.

Celui-ci est manifestement diminué de volume et il est environ trois fois plus petit que l'autre.

Tous les matins, alors que le malade n'est pas encore levé, le testicule est dans le scrotum et la hernie n'est point sortie ; mais, chaque fois qu'il se lève, la hernie descend et le testicule remonte au-devant de l'anneau.

Opération le 20.

Incision parallèle au pli de l'aine conduit sur un sac commun à la hernie et au testicule.

Il est ouvert au-dessus du testicule, par une incision circulaire. La séreuse, également incisée au même niveau est disséquée assez facilement, pédiculisée, liée et réséquée aussi haut que possible.

La cure radicale de hernie terminée, on reconstitue une vaginale au testicule aux dépens de la partie inférieure de la séreuse qu'on suture par des fils de catgut.

M. Nélaton fixe alors le testicule dans la poche scrotale (où il rentre très facilement) au moyen d'un fil de catgut passé dans la vaginale et la paroi scrotale.

Sutures de la plaie cutanée aux crins de Florence.

Pansement compressif.

Le malade n'a point eu de fièvre ni de douleurs. Le premier pansement est enlevé au bout de 10 jours ; la réunion est parfaite

On refait un nouveau pansement compressif et le malade continue à garder le lit pendant un mois.

Il quitta l'hôpital le 2 octobre, avec un bandage.

Le testicule est normalement placé, mais plus petit que son congénère. Gros cordon cicatriciel au niveau de l'incision. Pas d'impulsion à la toux.

Revu en février 1890. Le testicule a augmenté de volume ; il est maintenant aussi gros que le droit, ne remonte plus vers l'anneau, reste au fond du scrotum. Disparition complète des douleurs.

Le malade continue à porter son bandage. Pas de récidive de la hernie.

OBS. III. — *Ectopie inguinale double. — Descente et fixation des deux côtés*, par M. TUFFIER. Hôpital Necker. (Observation personnelle.)

G. V..., 10 ans, entré à Necker, salle Velpeau, le 9 octobre 1889 pour une ectopie inguinale double.

Bien constitué, d'ordinaire bien portant, quoique pâle et un peu chétif.

N'a jamais eu de testicules dans les bourses et n'a point eu à souffrir de son ectopie. C'est un médecin consulté pour une maladie intercurrente (otite) qui s'aperçut de cette anomalie et conseilla aux parents l'opération.

On trouve dans le pli inguinal droit, plus près de l'anneau interne que de l'anneau externe, une petite tumeur, grosse comme une noisette, de consistance molle, non douloureuse au toucher, mais le devenant si on exerce une petite pression ; peu mobile.

Au milieu du pli inguinal gauche, saillie constituée par une tumeur de mêmes caractères, mais moins mobile encore que la précédente.

Le scrotum est petit, mais nettement bilobé ; les deux poches scrotales ne contiennent pas de testicule ; on peut faire glisser l'une sur l'autre les parois opposées.

La verge est normalement développée ; mais il existe un phimosis congénital complet. Miction facile. Point d'incontinence d'urine.

Diagnostic : ectopie inguinale double, sans hernie apparente.

On essaie tous les jours, au moyen de massages, de mobiliser les testicules. Au bout de 1 mois 1/2, le testicule droit peut être amené au dehors de l'orifice externe du canal inguinal, mais ne descend pas dans la poche scrotale et remonte à sa position première dès qu'on l'abandonne.

Du côté gauche, on n'a rien gagné ; le testicule est toujours aussi haut situé.

M. Tuffier se propose alors de faire descendre successivement par l'opération sanglante les deux testicules.

Opération du côté droit le 8 décembre. Chloroforme.

Incision du pli de l'aine commençant à deux travers de doigt au-dessus de la saillie testiculaire, s'arrêtant à la partie supérieure de la poche scrotale où on trouve dans le tissu cellulaire une petite ecchymose, due vraisemblablement aux manœuvres de massage.

Le testicule est uni par des trousseaux fibreux aux fibres musculaires et aponévrotiques voisines. Celles-ci sont sectionnées, ce qui permet au testicule de descendre un peu plus.

On libère de ses adhérences aussi haut que possible, mais sans l'ouvrir, le conduit vagino-péritonéal ; on ne réussit qu'à amener le testicule à la partie supérieure de la poche scrotale sans pouvoir l'introduire, faute de longueur suffisante.

M. Tuffier ouvre alors la séreuse vagino-péritonéale à sa partie inférieure et antérieure dans une étendue suffisante pour mettre à nu le testicule et la partie inférieure du cordon ; à l'aide de quelques tractions excercées directement sur ce dernier on reconnaît qu'il est retenu par des adhérences situées près de l'orifice interne ; après la section de ces adhérences, la longueur est suffisante pour permettre l'abaissement dans le scrotum.

La continuité de la séreuse est rétablie au moyen de sutures au catgut.

Le testicule est ensuite fixé au fond du scrotum par une soie phéniquée passée d'une part à travers l'épaisseur de la glande à sa partie inférieure, et d'autre part, à travers les couches sous-cutanées du scrotum. De cette façon, la soie ne fait pas issue au dehors ; elle est tout entière contenue à l'intérieur de la poche scrotale.

En outre le cordon est suturé aux piliers de l'orifice antérieur par deux soies phéniquées passées à travers la tunique fibreuse.

On constate que le cordon n'est nullement tiraillé au-dessus des points fixés.

Suture en étage de la plaie aux crins de Florence. Pas de drainage.

Dans la même séance, opération du phimosis, par la dilatation forcée.

Pansement à la gaze iodoformée et coton hydrophile.

Suites normales. Point de fièvre. Au bout de 7 jours, on enlève le premier pansement ; réunion complète. Les fils sont enlevés.

Le malade reste avec son pansement compressif jusqu'à la seconde opération.

Opération du côté gauche le 11 janvier. Incision des parties molles comme précédemment. On trouve le testicule contenu dans une loge de tissu cellulo-fibreux qui adhère aux parties voisines. Après la destruction de cette loge on peut le déplacer très facilement et le faire mouvoir dans le canal. Il a même tendance à remonter dans l'abdomen et on s'y oppose par la contention digitale.

Incision circulaire du conduit vagino-péritonéal, au-dessus du testicule ; cette fois ce conduit est supprimé ; la partie supérieure de la séreuse est soigneusement isolée, décortiquée et réséquée après la suture au catgut du pédicule.

Le testicule est alors abaissé sans difficulté jusqu'au fond du scrotum et la vaginale reconstituée aux dépens de la partie inférieure de la séreuse. L'abaissement est d'autant plus facile que l'épididyme est presque détaché du testicule.

Fixation du testicule au scrotum et du cordon aux piliers. Sutures de la plaie aux crins de Florence. Pas de drain.

Réunion immédiate par première intention au bout de 8 jours

Le malade quitte l'hôpital le 5 février.

A sa sortie, le testicule gauche est bien placé au fond du scrotum. Mais le testicule droit en occupe la partie tout à fait supérieure et est au-devant de l'anneau externe. On sent sous forme d'un cordon linéaire, l'adhérence qui unit testicule et scrotum. M. Tuffier attribue la réascension de ce côté à ce que le conduit vagino-péritonéal n'a pas été détruit.

Obs IV. — *Ectopie testiculaire inguinale droite. — Cure radicale par la descente du testicule et la célorraphie. — Sphacèle et élimination post-opératoires du testicule*, par M. Tuffier. Hôpital Necker. (Observation personnelle.)

P. E., 19 ans. Entré à Necker le 3 décembre 1889.

Il raconte que son père a souvent souffert d'une ectopie testiculaire intermittente du côté droit : le testicule quittait les bourses pour remonter dans le pli de l'aine où sa présence déterminait des douleurs assez fortes pour exiger le repos au lit ; le testicule redescendait spontanément dans le scrotum.

En ce qui le concerne, le malade affirme que, jusqu'à l'âge de 13 ans, il n'avait point de grosseur dans l'aine, non plus que de testicule dans le scrotum du côté droit. Celui-ci serait, à cette époque seulement, descendu dans le canal inguinal et cette descente se serait accusée par une douleur telle que le malade qui se rendait à son travail ne put continuer sa marche. On le transporta chez lui et, après quelques heures de repos, il put se rendre à l'hôpital des Enfants-Malades. On fit rentrer dans l'abdomen la tumeur prise, paraît-il, pour une hernie et on conseilla le port d'un bandage inguinal. Celui-ci fut porté pendant 3 ans ; le malade ne ressentit aucune douleur pendant ces trois années et le testicule resta dans l'abdomen.

Le bandage ayant été abandonné, le testicule reparut dans le pli de l'aine et détermina des douleurs telles que le malade dut garder le lit quelques jours. Dès que la marche fut possible, il alla à la consultation de Laënnec où on constata que le testicule était en ectopie : aucun traitement actif ne fut appliqué.

Pendant 2 ans, le testicule vint se montrer de temps à autre dans le canal inguinal, mais le malade le faisait rentrer dans l'abdomen à l'aide de certains mouvements.

Il y a une quinzaine de jours le testicule s'engagea de nouveau à la suite d'efforts de toux et le malade ne put le refouler comme à l'ordinaire. C'est alors que les douleurs persistant, il entra à Necker dans le service de M. Guyon et réclama une intervention chirurgicale.

A l'examen, on ne constate point d'autre malformation des organes génitaux.

Le testicule est situé à la partie supérieure du canal inguinal mobile de bas en haut, de consistance molle ; la sensibilité est normale.

Le scrotum est bilobé, mais vide du côté droit.

Pas de hernie apparente.

On essaie par le massage de faire descendre le testicule, mais ces manœuvres sont très douloureuses et ne donnent point de résultats.

Opération le 10 décembre par M. Tuffier. Chloroforme.

Incision de la paroi antérieure du canal inguinal dans toute son étendue.

Le testicule mis à nu apparaît sous forme d'une tumeur bilobée et, à l'endroit du rétrécissement qui lui donne cette apparence, s'attache une bride fibreuse oblique de haut en bas et d'arrière en avant.

Cette bride détruite, on peut faire descendre le testicule d'environ 1 cent. 1/2; mais il n'atteint pas encore l'orifice externe, car on est arrêté par la résistance du conduit vagino-péritonéal trop court pour permettre l'abaissement au delà de cet anneau.

On incise alors transversalement la gaine fibreuse commune; la séreuse est saisie, également sectionnée transversalement; la partie supérieure est disséquée sans trop de difficultés de bas en haut, attirée fortement en bas et ligaturée aussi haut que possible par une suture en bourse, comme dans la cure radicale de la hernie.

Après la section du canal vagino-péritonéal on reconnaît que le lobe inférieur de la saillie testiculaire est constitué par l'épididyme et un petit groupe de veines dilatées; le lobe supérieur est uniquement constitué par la glande séminale et après la destruction de quelques adhérences funiculaires, le testicule pénètre facilement dans le scrotum. Avant de l'y introduire, on reconstitue la vaginale à l'aide de la partie inférieure de la séreuse.

Le testicule est fixé au fond de la poche scrotale par une soie phéniquée traversant l'épaisseur de la glande et les couches sous cutanées du scrotum; le cordon est en outre suturé aux piliers par deux soies phéniquées.

Sutures profondes de la plaie au catgut. Sutures superficielles aux crins de Florence.

Rien de particulier les 2 premiers jours qui suivent l'opération.

Le 3e jour, c'est-à-dire le 13 décembre, la température monte à 39° le matin, 39°,5 le soir. Le malade a une toux violente, de la courbature, une céphalalgie persistante, des douleurs lombaires, en un mot tous les symptômes d'une grippe intense, compliquée de congestion pulmonaire. Point de douleurs du côté de la plaie.

Le pansement se relâchant, sans doute sous les efforts de la toux, est refait le 4e jour ; on trouve un point de suppuration au niveau d'un des fils de la partie inférieure du pli de l'aine.

La température se maintient le 15 et le 16 entre 38° et 39°,5 ; le pansement n'est pas changé, faute de personnel ; le service entier est en effet atteint par l'épidémie et, le 17, le scrotum droit a un aspect phlegmoneux ; on l'incise dans sa partie inférieure ; il en sort une certaine quantité de pus et le testicule apparaît par l'ouverture, grisâtre, dénudé.

Le pansement est refait tous les jours ; suppuration peu abondante, mais le testicule se sphacèle et on est obligé de le réséquer.

Le malade a été revu deux mois après. Gros cordon fibreux cicatriciel dans le canal inguinal. Poche scrotale droite est vide. On sent à la partie supérieure une sorte de petite masse formée par l'extrémité du cordon.

Obs. V. — *Ectopie testiculaire inguinale double. — Descente du testicule par le massage, célorraphie. — (Malade présenté à la Société de chirurgie).* Par M. Tuffier. Dispensaire de la rue Oudinot. (Inédite.)

Lar. A., âgé de 9 ans. Consultation du dispensaire, le 18 janvier 1888.

Enfant pâle, chétif, présentant tous les signes du féminisme. Ses parents avaient remarqué la présence de deux tumeurs et un médecin avait fait appliquer 15 jours avant un bandage herniaire sur ces deux tumeurs.

Je reconnus vite une double ectopie inguinale supérieure du testicule. Les deux organes avaient le volume d'un noyau de cerise. Ils étaient donc peu développés.

En cherchant à les mobiliser, je pus le faire dans l'espace d'environ 1 cent., un peu plus à droite qu'à gauche, mais il était impossible de les faire sortir à travers l'anneau inguinal externe. Les adhérences qui le maintenaient nous parurent inextensibles, sans cependant avoir la rigidité spéciale que donne la fixité absolue d'un ligament. D'ailleurs, pas de hernie appréciable derrière les glandes ectopiées.

Le scrotum n'existait qu'à l'état de vestige; sa peau était ridée.

Je résolus :

1° D'allonger par un véritable massage les adhérences qui maintenaient la glande; 2° de fixer celle-ci.

Pour allonger les adhérences, je fis une série de pressions de haut en bas, suffisamment douces pour ne pas être douloureuses, et progressivement croissantes pendant 4 à 5 minutes. Ces pressions furent répétées tous les deux jours.

Après 4 séances, la mobilité était nettement plus accentuée. Après 11 séances, la glande pouvait être amenée, du côté gauche, à l'anneau inguinal, mais l'élasticité des adhérences était telle que la glande regagnait sa situation première aussitôt qu'on l'abandonnait à elle-même.

Je résolus de pratiquer alors la célorraphie.

J'opérai le côté gauche seul, ne voulant pas du même coup risquer les deux glandes.

Le 21 janvier, je passai deux fils de catgut n° 1 à travers le fond des bourses et l'albuginée, au niveau de la partie antérieure et inférieure du testicule, au moyen d'une fine aiguille courbe, et je liai les deux extrémités sur deux catguts plus gros. Je traversai une épaisseur aussi faible que possible, mais je m'assurai que le testicule était bien pris. En le refoulant, je le vis emporter mes fils.

Collodion iodoformé. Pansement antiseptique. Aucune réaction ni du côté de la glande, ni du côté de la peau.

Au 7e jour, j'enlevai les deux magmas collodionnés. Ils contenaient la partie non résorbée du catgut et il n'y avait plus que la trace des fils. Le testicule n'était ni gros ni douloureux.

Un pansement léger fut placé pendant quelques jours. L'adhérence fut suffisante pour empêcher l'ascension de la glande.

Les jours suivants, il s'établit une véritable lutte entre l'adhérence naturelle et l'adhérence artificielle doublée de l'élasticité de la peau.

Le 4 février, on nous amène l'enfant ; le testicule était au dehors, et, sans reposer sur le fond des bourses, il prenait très nettement ce chemin.

La mère venait me prier d'opérer le testicule du côté opposé.

En 4 séances de massage, il était amené au dehors, et, le 20 février, je le fixai comme le précédent et par le même procédé.

Les suites opératoires furent aussi simples.

Le 5 juin, c'est-à-dire 4 mois après la première opération et 3 mois après la seconde, je revois le malade.

Le scrotum est presque développé normalement.

Les testicules sont libres, mobiles ; peut-être fuient-ils plus facilement qu'à l'état normal jusqu'aux piliers du canal inguinal, ce qui n'a rien d'étonnant, car la vaginale doit être spacieuse ; mais il n'y a aucune adhérence et les *deux testicules se sont développés d'une façon étonnante.*

Je ne puis malheureusement donner ici de chiffres exacts, car je n'ai pas fait la mensuration des organes avant l'opération, mais les deux glandes sont presque normales.

Nota. — Nous avons revu le malade le 3 février 1890.

Les deux testicules sont très mobiles, et sont tantôt au fond des bourses, tantôt à la région cruro-scrotale. Quelle que soit leur position, ils ne sont nullement tiraillés par le cordon. Jamais ils ne rentrent dans le canal inguinal et ne rendent pas douloureux le port du bandage.

Point de trace d'adhérence entre le testicule et le scrotum.

Obs. VI. — *Ectopie testiculaire inguinale droite. — Hernie congénitale du même côté. — Descente artificielle du testicule par le massage. — Célorraphie. — Succès complet. — (Malade présenté à la Société de chirurgie).* Par M. Tuffier. Dispensaire de la rue Oudinot. (Inédite.)

L. L., 2 ans. Vient au dispensaire demander un bandage.

C'est un enfant très bien portant. Il présente une hernie inguinale congénitale du côté droit et un phimosis.

L'anneau inguinal est large et la hernie volumineuse. Quand l'intestin est réduit, on ne trouve plus le testicule. Quand on le laisse libre, intestin et glande sortent au dehors. Quand on réduit la hernie, la glande la suit.

Les connexions des deux organes sont les suivantes : on peut séparer l'intestin et le testicule dans l'étendue de 1 cent., et on sent entre les deux une bride très mince, transversale et assez lâche.

L'autre testicule est normal ; il n'est pas au fond des bourses, mais il y descendra.

L'impossibilité de maintenir le testicule au dehors et le danger incontestable de l'application d'un bandage à sa surface nous conduisent à l'idée d'une intervention.

Je procédai comme ci-devant en deux temps :

Huit séances de massage permirent de séparer le testicule de la hernie dans l'étendue de 3 cent. environ. Il était alors possible de maintenir le testicule au dehors et l'intestin réduit, mais fréquemment les deux se réduisaient dans l'abdomen.

L'âge de l'enfant obligeait à changer souvent le bandage, si bien que le testicule allait et venait de l'abdomen dans le scrotum.

Nous fîmes alors de nouvelles séances de dissociation mécanique, véritable étirement lent de la bride qui réunissait le testicule et la hernie ; mais, à la suite de ces malaxations répétées comme précédemment tous les 2 jours pendant quelques minutes, nous laissâmes reposer l'enfant, car la région était devenue douloureuse.

6 jours après la dernière séance l'adhérence du testicule et de la hernie était assez longue pour permettre la descente du testicule jusqu'au fond des bourses.

Je pratiquai la suture par le procédé déjà indiqué.

Hernie réduite et bandage en caoutchouc la maintenant parfaitement; suture au catgut de l'extrémité inférieure du testicule au fond des bourses. Passage de 3 fils n° 0. Fixation sur 2 catgut n° 2. Collodion iodoformé.

Au 5e jour, le tout est enlevé. Aucune suppuration. Pas de douleurs du testicule.

Quatre mois après, on trouve l'organe presque au fond des bourses, encore adhérent aux parois scrotales par la cicatrice. Il est bien développé et ne remonte plus dans le canal inguinal.

La hernie est parfaitement maintenue réduite et, probablement sous l'influence de sa pression, l'adhérence avec le testicule a cédé, car on peut la réduire sans imprimer la moindre traction au testicule.

Nota. — Nous avons revu ce malade le 10 février 1890. Le testicule a le même volume que son congénère et reste d'une façon permanente au fond du scrotum où on ne sent plus trace de la suture.

Obs. VIII. — *Ectopie testicul. inguinale double avec hernie congénitale. — Descente du testicule par le massage. — Célorraphie. (Malade présenté à la Soc. de chirurgie).* Par M. Tuffier. Dispensaire de la rue Oudinot. (Inédite.)

M. V., 3 ans, se présente le 3 janvier à la consultation du dispensaire. Sa mère raconte qu'il a un frère de 1 an avec hernie inguinale double et absence de testicule.

Le petit malade présente une hernie inguinale double, mais ne descendant pas jusqu'au fond du scrotum qui est vide.

Les 2 testicules, situés au devant des anses intestinales, sont un peu au-dessus de l'anneau inguinal.

Le 10 février 1888, après une série de massages, le testicule droit est fixé suivant le même procédé que dans les observations précédentes.

Un des points d'entrée du catgut à la peau a donné quelques gouttes de pus. Pansement avec des compresses boriquées. La guérison s'effectue très bien. Le testicule reste fixé.

Le 26 février. Même opération du côté gauche. Suites normales.

Les 2 testicules fixés permettent l'application d'un bandage inguinal double.

Revu en février 1890.

Les deux testicule sont un volume ordinaire ; tous deux remontent dans la région cruro-scrotale, mais ils restent toujours en dehors de l'orifice inguinal ; on peut, d'ailleurs, les amener jusqu'au fond des bourses par un simple refoulement de haut en bas. Il y restent quelque temps mais reprennent leur position quand l'enfant a marché quelque peu.

Le bandage inguinal est facilement supporté et ne provoque aucune douleur. On lui substituera un bandage en fourche qui maintiendra vraisemblablement les deux testicules entièrement dans le scrotum.

Aucune adhérence entre le scrotum et le testicule.

Obs. VIII. — *Ectopie testiculaire intermittente par rétraction du crémaster. — Suture du testicule au fond des bourses. — Guérison.* Hôpital Baujon, 1888. (Inédite. *Citée à la Soc. de chirurgie en avril* 1889). Par M. Schwartz.

Le nommé K..., âgé de 22 ans, carrossier, est atteint depuis trois ans environ de l'affection qui l'amène à l'hôpital. Ses parents lui ont raconté qu'étant petit il n'avait qu'un testicule, l'autre ne sortit que plus tard vers l'âge de 12 ans. Il y a trois ans le testicule placé à l'anneau externe du canal inguinal, dans l'aine, commence à descendre, mais sous l'influence de la marche, des efforts, il remonte brusquement vers l'aine et occasionne au malade de vives douleurs qui l'empêchent de se livrer à ses occupations car il ne peut se tenir debout pendant quelque temps sans ressentir de violents tiraillements.

L'examen permet de constater que les testicules sont en effet descendus tous deux ; celui de droite néanmoins n'est pas tout à fait au fond du scrotum et est attiré vers l'anneau inguinal au moindre attouchement. Nous pensons que la suture du testicule au fond des bourses est indiquée et nous la pratiquons le 20 juillet 1888, en traversant directement le pôle inférieur de la glande avec deux fils de soie bien aseptiques que nous nouons sur un bourdonnet de gaze iodoformée de façon à étaler les surfaces suturées et à ne pas produire de section de la peau. Les fils sont enlevés le 2 août, le pansement a été celui d'une castration. Le testicule est fixé au fond des bourses très solidement ; il n'a pas de tendance à retourner le scrotum en doigt de gant.

Le malade revu 3 mois après est parfaitement resté guéri.

Le malade a été recherché depuis cette époque sans succès.

Obs. IX. — *Hydrocèle congénitale; ectopie testiculaire inguinale externe; testicule mobile et attirable au fond des bourses. — Suture du testicule au fond des bourses. —Incision. — Cure radicale de l'hydrocèle par le capitonnage de Jullien après résection d'une grande partie de la poche. — Suture du testicule au fond des bourses. — Guérison.* Hôpital Beaujon, 1888. (Inédite. *Citée à la Soc. chirurgicale*, 4 avril 1889). Par M. Schwartz.

Le nommé J. L., âgé de 16 ans, confiseur, s'est aperçu depuis deux ans seulement qu'il a un testicule droit dans l'aine et une grosseur qui l'environne et dans laquelle il voyage pour ainsi dire comme un noyau quand on cherche à le saisir. Un médecin consulté pensa à une hernie et lui fit porter un bandage qu'il ne put supporter.

Nous constatons à l'examen une tuméfaction du cordon et du scrotum, molle, dépressible, réductible en partie, fluctuante et transparente ; au-dessous d'elle au niveau de l'aine se trouve une tumeur ovoïde élastique, douloureuse à la pression qui n'est autre que le testicule qui peut descendre jusqu'au fond du scrotum quand on l'attire en bas, mais remonte aussitôt après ; il vient se loger de préférence dans une sorte de diverticule de la vaginale qui remonte en dehors vers l'épine iliaque antéro-supérieure et à mi-chemin de l'arcade de Fallope. C'est là une disposition de la vaginale non oblitérée que je n'ai jamais vue. Pensant que le testicule ectopié et mobile pouvait être pour quelque chose dans la production de l'épanchement, nous fîmes la célorraphie, avec un fil de soie passé dans le pôle inférieur de la glande et le scrotum, et noué sur un petit rouleau de gaze iodoformée. En même temps l'on traita par la compression, les badigeonnages de teinture d'iode et le repos, l'hydrocèle congénitale. L'opération fut faite le 16 juillet. Il y eut un échec ; 10 jours après, le testicule était de nouveau remonté : la suture n'avait pas tenu ; le liquide existait toujours. Je refis alors la célorraphie avec deux fils de soie phéniqués ; puis la cure radicale de l'hydrocèle congénitale en réséquant complètement le diverticule inguinal cité plus haut et limitant par le capitonné de Julliard la vaginale à une poche inférieure contenant la glande ; j'aurais voulu faire la cure radicale complète en réséquant totalement toute la partie de la séreuse qui remontait dans le canal inguinal et descendait dans le cordon ; mais cela fut rendu impossible par la minceur extrême du feuillet vaginal et l'adhérence très intime à tous les éléments du cordon.

L'opéré fut renvoyé avec un bandage compressif. Il a été revu guéri *deux mois après*.

Le testicule était au fond des bourses sans tendance à remonter ; toute tumeur liquide avait disparu. Il n'y avait pas de tendance à la production d'une hernie.

Nous l'avons revu en décembre 1887.

La poche scrotale droite est plus développée que la gauche ; elle est, en effet, régulièrement distendue par une hydrocèle de moyen volume. Le testicule n'occupe pas comme dans les hydrocèles vaginales ordinaires la partie postérieure et inférieure de la poche ; il est entouré de toutes parts par le liquide. On le sent au milieu de ce liquide ; il est bien dans la poche scrotale, mais plutôt à la partie supérieure de celle-ci. Néanmoins on sent un pédicule long d'environ deux travers de doigt. Son volume est un peu plus petit que celui du testicule gauche.

De la partie supérieure du scrotum part un gros cordon fibreux cicatriciel, se continuant dans le pli de l'aine, adhérent aux parties sous-jacentes.

Obs. X. — *Hernie congénitale inguinale. — Ectopie accidentelle du testicule. — Double cure radicale. — Célorraphie.* (Inédite). Par M. Routier. Hôpital Laënnec.

V. D., 21 ans. Entré le 24 août 1888.

A l'âge de 7 ans, en roulant un tonneau, il fit un effort, perçut un craquement, et il se forma à droite, une hernie qui a conservé son volume initial jusqu'à il y a 4 mois.

Elle augmenta alors et le malade, sur les conseils d'un médecin, essaya de porter un bandage dont il ne put supporter la pression.

Ce serait au même moment, toujours à l'âge de 7 ans, que le testicule gauche serait remonté vers l'anneau inguinal d'où il n'est plus descendu.

Ce testicule, notablement plus petit que le droit est dans le trajet inguinal, faisant une légère saillie à l'orifice externe, saillie exagérée par la toux, les efforts, sans cependant jamais sortir du trajet inguinal.

La hernie droite contient de l'épiploon et de l'intestin ; elle descend jusqu'au contact du testicule.

Ce jeune homme vient demander un soulagement pour les douleurs qu'il ressent dans son testicule gauche; il ne peut, dit-il, faire un effort sans souffrir et il lui arrive en outre de se contusionner la glande, ce qui redouble les douleurs.

Dès son entrée, essai de mobilisation de ce testicule par le massage, ce qui ne donne aucun résultat et est du reste difficilement toléré.

Opération le 6 septembre.

1° Cure radicale de la hernie par extirpation totale du sac et reconstitution de la vaginale.

2° Essai de replacement du testicule en détachant aux ciseaux les adhérences qui unissent de toutes parts la vaginale au trajet inguinal.

J'attire enfin le testicule toujours dans la vaginale et jusqu'au fond du scrotum où je le fixe par la séreuse à la peau, à l'aide de 2 catguts et d'un crin de Florence.

Suites normales. Réunion totale.

Le 29 septembre, le testicule était au dehors de l'anneau, mais le scrotum était déjà relevé en doigt de gant.

Le malade sort, puis rentre le 31 octobre avec un petit abcès au niveau du repli scrotal. Le testicule est encore plus petit qu'avant sa fixation ; il reste douloureux et je lui conseille de l'enlever ; il s'y refuse.

Revu en 1889, toujours avec une petite fistule.

Obs. XI. — *Ectopie inguinale droite. — Mobilisation insuffisante du testicule par le massage. — Libération des adhérences par l'opération sanglante. — Célorraphie. — Réascension du testicule*, par MM. Tuffier et Desnos. (Inédite.)

P. S..., âgé de 14 ans.

Antécédents héréditaires. — Père mort d'un cancer de l'estomac il y a 10 ans ; mère rhumatisante, a présenté autrefois des accidents d'hystérie. Une sœur plus jeune bien portante, un frère aîné (15 ans) présente une asymétrie crânienne très prononcée et un développement exagéré de la circonférence crânienne ; il est cryptorchide, du côté droit ; par la palpation on reconnaît le testicule au-dessus du trajet inguinal ; du côté gauche, hernie inguinale. Développement général très peu avancé.

Antécédents personnels. — Bonne santé antérieure. Dès l'âge de 4 ou 5 ans s'est livré à la masturbation, habitude qui paraît avoir diminué un peu pendant les dernières années.

Etat actuel. — Développement général au-dessous de la moyenne ; légère asymétrie crânienne. Tous les autres organes sont normaux, en dehors de l'appareil génital.

Le scrotum présente un développement à peu près normal : il est inhabité. Dans la région inguinale droite on sent au niveau de l'orifice supérieur du sommet inguinal une masse grosse comme une petite noisette roulant sous le doigt, douloureuse à la pression : si l'on appuie de bas en haut, elle échappe et se perd dans l'abdomen, mais revient immédiatement à sa situation habituelle ; une pression de haut en bas permet de l'abaisser dans des proportions que nous indiquerons plus loin.

Du côté gauche, disposition analogue, mais l'abaissement est moins facile.

Verge volumineuse, gland en massue.

Prostate déjà appréciable au toucher rectal.

Les régions inguinales ont toujours été sensibles à la pression ; les mouvements n'y déterminent de douleurs que depuis un an environ, mais depuis cette époque tout effort brusque est ressenti, parfois assez douloureusement ; tout exercice de gymnastique, par exemple, est devenu l'occasion d'une tension, d'une gêne qui se prolonge pendant plusieurs heures.

Aucun traitement n'a été tenté jusqu'à présent. Au mois de novembre 1888 on commence des massages méthodiques dans le but de favoriser la descente des testicules. Dès les premières séances il fut possible de les amener jusqu'à l'entrée du scrotum, sans trop de douleurs ; au bout d'un mois de massages répétés tous les 2 jours, on parvint à leur faire gagner le fond du scrotum ; immédiatement après la séance de massage, ces glandes revenaient à leur situation première ; la descente était bien plus facile à droite.

Le 13 décembre 1888, M. Tuffier tente de fixer le testicule droit dans le scrotum. Une incision est pratiquée suivant la direction du trajet inguinal et empiétant sur le scrotum ; le testicule et le cordon libérés de quelques adhérences qui semblaient en empêcher la descente et conduits au contact du fond du scrotum où le testicule est fixé au moyen d'un point de suture à la soie phéniquée; le fil traverse la peau et les chefs en restent au dehors. La séreuse n'a pas été ouverte. Suites opératoires excellentes; au 6e jour la réunion est faite et les crins de Florence retirés; mais bien qu'un pansement eut été fait dans le but d'arrêter l'ascension du testicule, celui-ci est déjà remonté, entraînant la partie adjacente du scrotum en formant une sorte de doigt de gant.

Un mois après la situation était la même; le testicule est maintenant au-dessous de l'orifice inférieur du trajet; il peut être amené dans le scrotum, mais il n'y reste pas.

Au bout de dix mois, on constate une augmentation notable des deux testicules qui ont doublé de volume; le testicule droit occupe toujours la même situation, et peut encore être amené dans le scrotum. Des massages méthodiques sont pratiqués tous les jours; mais depuis 6 semaines qu'ils sont institués, ils n'ont encore donné aucun résultat.

Obs. XII. — *Ectopie inguinale. — Testicule flottant. — Descente et fixation*, par M. Monod. (Inédite.) Hôpital Saint-Antoine. (Obs. communiquée par M. Vilpelle, interne du service.)

Os. M.., 19 ans, entré le 28 novembre 1888, salle Velpeau.

Raconte que, pendant son enfance, il n'a remarqué rien d'anormal du côté de ses organes génitaux.

Ce ne serait que vers l'âge de 13 à 14 ans que le testicule gauche, sans cause appréciable, aurait commencé à remonter dans les bourses vers l'orifice inguinal. Depuis lors, il a continué à remonter insensiblement et a franchi cet orifice.

Point d'autre anomalie.

Le testicule droit est normal. Du côté gauche, le scrotum est vide et n'existe pour ainsi dire pas. Le testicule est au niveau de l'orifice externe du canal inguinal. On le sent très nettement sous les doigts, il est mobile et on peut le faire remonter du côté de l'orifice abdominal. Dans les efforts de toux, impulsion notable, mais la hernie n'est pas autrement appréciable.

Quand le malade est resté couché depuis quelque temps, le testicule remonte vers l'anneau inguinal profond. Il descend près de l'orifice externe quand le malade est debout. Parfois, le testicule disparaît complètement dans l'abdomen. On le sent alors dans la fosse iliaque, sous forme d'une petite tumeur qui roule sous le doigt et qu'on ne peut ramener dans le trajet inguinal.

Le testicule de ce côté est plus petit que le droit. Dans la marche ou les efforts, il est très douloureux, ces douleurs s'irradient jusque dans les lombes et c'est ce qui a déterminé le malade à venir réclamer l'intervention chirurgicale.

8 décembre. Chloroformisation.

Quand on veut commencer l'opération, on s'aperçoit que le testicule est remonté dans l'abdomen et il est impossible de le faire descendre dans le trajet inguinal, même en laissant le malade se réveiller et en le faisant tousser.

L'opération est ajournée.

Le 11. Le malade se lève et marche 2 heures avant l'opération. Le testicule est dans le canal inguinal. On l'y retient.

La région est rasée, lavée et antiseptisée. (La contention à l'aide des doigts étant difficile on fixe de suite le testicule à la peau du scrotum par un crin de Florence.) Recherche avec la sonde cannelée et ouverture du canal vagino-péritonéal qui s'étend de quelques centimètres au-dessous de l'orifice inguinal. Trois catguts perdus ferment le conduit au niveau de l'orifice. Ils comprennent les piliers et forment une espèce de capitonnage, le testicule étant maintenu au-dessous.

Il ne s'est pas montré d'anse intestinale ni d'épiploon dans l'orifice inguinal.

Reconstitution de la vaginale présente de grandes difficultés, car les restes de la séreuse sont trop étroits pour renfermer le testicule. D'autre part le scrotum est trop petit et on est obligé d'inciser les couches sous-cutanées et fibreuses, on créé ainsi une loge pour la glande ; les débris du canal séreux sont alors ramenés au-dessus du testicule et on les suture avec des catguts perdus.

Fermeture de la plaie aux crins de Florence.

Drain à l'angle supérieur de la plaie et n'allant pas jusque dans la vaginale.

Pansement : gaze iodoformée, sachets, ouate de tourbe.

Le soir, T. 36°,9. Un vomissement; on est obligé de sonder le malade.

Les jours suivants, ni fièvre ni vomissements.

Le 15. 1er pansement. Drain enlevé, on sent le testicule à la partie supérieure du scrotum. Pas de douleur.

Le 21. On enlève les crins de Florence, plaie entièrement réunie, sauf au niveau du drain.

Le 26. 3e pansament. Par l'orifice du drain se présente une sorte de champignon blanchâtre, filamenteux; attiré avec une pince, il se détache facilement. On pourrait croire que le testicule va s'éliminer.

Le reste de la plaie est cicatrisé ; il n'y a qu'un peu d'érythème de la peau. Pommade boriquée.

5 janvier. L'érythème a disparu.

Le 30. Exeat. Le testicule gauche se trouve à la partie inférieure de la cicatrice; il y forme une petite masse ovoïde, mobile. Quand on le presse entre les doigts, le malade a très nettement la sensation que l'on touche le testicule; ce n'était donc pas lui qui s'éliminait par l'orifice du drain, mais du tissu cellulaire.

Les douleurs ont complètement cessé.

Le malade a été revu en décembre 1889. Il n'a jamais porté de bandage depuis l'opération. Au bout de 6 mois, le malade s'aperçut que sa hernie reparaissait.

Le testicule est resté ce qu'il était à la sortie de l'hôpital, gros comme une noix, ne gênant jamais le malade qui pourtant exerce un métier fatigant.

Il ne descend pas tout à fait au fond du scrotum et il est situé latéralement et près de la base de la verge.

La poche scrotale est d'ailleurs très petite et contraste par sa forme arrondie avec l'autre poche qui est volumineuse, pendante et bien pédiculée.

Obs. XII. — *Ectopie testiculaire gauche compliquée de hernie. — Cure radicale de la hernie. — Fixation du testicule au fond du scrotum. — Guérison.* Par M. Jalaguier. Hôpital Trousseau. (Inédite.) *Citée à la Société de chirurgie*, séance du 17 avril 1889.

J..., Baptiste-Emile, âgé de 10 ans, entré salle Denonvilliers, lit n° 9, le 19 février 1889.

Le testicule droit est normal ; le testicule gauche est absent ; le canal inguinal de ce côté, est occupé par une hernie existant depuis la naissance. A plusieurs reprises' on a essayé de la maintenir à l'aide d'un bandage qui n'a jamais pu être toléré.

La hernie qui est complète, dépasse le testicule qu'on peut sentir au-dessus de l'annean inguinal ; il n'est pas possible de l'amener au dehors ; les pressions, à son niveau, sont très douloureuses.

Opération le 23 février 1889. La cure radicale de la hernie fut facile ; la séreuse détachée minutieusement des éléments du cordon fut liée très haut avec un catgut n° 1. Le testicule put être amené aisément au fond du scrotum où je le fixai par deux points de catgut n° 1, passés non dans l'albuginée mais dans un lambeau de vaginale attenant à la queue de l'épididyme.

Suture très exacte du canal inguinal et de l'anneau par trois points de catgut. Suture des téguments au crin de Florence. Pas de drainage. Pansement iodoformé.

Le 2 mars, premier pansement pour enlever les fils, la cicatrisation est parfaite.

L'opéré se lève le 9 mars et n'attend plus qu'un bandage pour quitter l'hôpital.

Le testicule est à la partie supérieure du scrotum, fixé contre l'anneau inguinal. Le fond du scrotum adhérent au testicule est invaginé en doigt de gant.

Le 1er juillet 1889, c'est-à-dire plus de quatre mois après mon intervention, je revois l'enfant. Il a régulièrement porté son bandage qui ne le gêne en rien. Le testicule qui a pris un notable développement depuis l'opération, est toujours à la partie supérieure du scrotum ; il est mobile au-dessous de l'anneau inguinal ; le cordon a environ un centimètre et demi de longueur. Il n'existe pas trace de hernie. Le fond du scrotum qui s'était invaginé a repris sa place, on ne trouve plus aucun vestige de l'adhérence produite par la suture.

En somme, bien que le testicule ne soit pas au fond du scrotum, le résultat de l'opération est très satisfaisant.

Obs. XIV. — *Ectopie testiculaire droite compliquée de hernie. — Cure radicale de la hernie. — Fixation du testicule au fond du scrotum. — Guérison.* M. Jalaguier. Hôpital Trousseau. (Inédite.) *Citée à la Société de chirurgie,* séance du 17 avril 1889.

Émile L., 14 ans 1/2, entré le 23 janvier 1889, salle Denonvilliers, lit n° 10.

Au moment de sa naissance, l'enfant présentait une ectopie testiculaire double. Quelques jours plus tard, un médecin put faire descendre le testicule gauche ; quant au testicule droit, il resta caché. L'enfant s'éleva bien. Dans ces derniers temps, il ressentait, à diverses reprises, des douleurs sourdes dans l'aine droite. Dans l'après-midi du 23 janvier, à la suite d'un effort, il éprouva une douleur tellement intense qu'il s'évanouit. Il fut apporté immédiatement à l'hôpital. Le lendemain, je constatai la présence du testicule au-dessus de l'orifice inguinal, que des pressions de haut en bas parvenaient presque à lui faire franchir. Derrière le testicule, on sentait une pointe de hernie.

Je crus que, par un massage méthodique, je parviendrais à

faire descendre le testicule assez pour pouvoir appliquer un bandage au-dessus de lui. Ce traitement fut continué régulièrement jusqu'au 2 mars, sans aucun résultat : des pressions et des tractions, même énergiques, ne parvenaient pas à l'amener plus bas que la racine de la verge ; un obstacle insurmontable empêchait de le pousser dans le scrotum.

Je me décidai donc à opérer.

Le 2 mars, j'ouvris le canal inguinal ; j'attirai le testicule au dehors et je fis, sans grandes difficultés, la cure radicale de la hernie.

Mais lorsque je voulus enfoncer mon doigt dans le scrotum pour frayer la voie au testicule, je m'aperçus que le scrotum était fermé par une solide membrane fibro-élastique, transversalement étendue, et qui me parut être une dépendance de l'appareil suspenseur des bourses. Je dus y faire une boutonnière assez large pour livrer passage au testicule, que je fixai alors au fond du scrotum par deux points de catgut passés, cette fois, à travers l'albuginée.

Comme dans ma première observation, je fermai très soigneusement le canal inguinal et l'anneau, par trois points de suture, au catgut.

La plaie fut suturée, sans drainage.

Le troisième jour, il y eut quelques douleurs de ventre, mais sans fièvre ; l'enfant avait bu beaucoup de lait pendant la nuit, et avait vomi. Le lendemain, tout phénomène inquiétant avait disparu.

Le 11 mars, la cicatrisation était complète ; un peu d'érythème iodoformique. Vaseline boriquée.

Le 18 mars, tout pansement fut supprimé. L'enfant sortit, quelques jours plus tard, avec un bandage.

Le testicule était près de la racine de la verge, le fond du scrotum invaginé adhérait à sa partie inférieure.

L'enfant revint me voir le 2 juillet 1889, 4 mois après l'opération :

Le testicule est à la partie supérieure du scrotum, il est

maintenu par le cordon à un centimètre et demi au-dessous de l'orifice inguinal ; il est souple et a très manifestement grossi depuis l'opération. Le scrotum n'est plus invaginé ; pas plus que dans le cas précédent, et bien que la suture ait traversé l'albuginée, on ne trouve trace de l'adhérence du scrotum au testicule.

La hernie n'a pas reparu. L'enfant porte son bandage qui ne le gêne aucunement ; il a repris son métier de peintre et n'éprouve plus jamais la moindre douleur.

Ce fait est fort intéressant, car il montre que si, bien souvent le massage peut amener la descente du testicule, il est cependant des cas dans lesquels une disposition anatomique spéciale, s'oppose invinciblement à ce que le testicule soit conduit dans le scrotum autrement que par une intervention sanglante.

Obs. XV. — *Hernie congénitale gauche. — Hydropisie du sac herniaire. — Ectopie testiculaire. — Célorrhphie*, par M. Quénu. (Service Terrier. Bichat.) Communiquée par M. Delagenière, interne du service, 20 mars 1889. (Inédite.)

D. B..., 18 ans. Hernie apparue il y a 4 ans. Pas de bandage.

Malade souffre souvent dans le pli de l'aine gauche de douleurs semblables à des coliques.

Le testicule de ce côté n'est jamais descendu dans les bourses.

En explorant le canal inguinal on ne peut nettement circonscrire l'anneau externe en arrière duquel on sent une petite tumeur oblongue, douloureuse à la pression et qui n'est autre que le testicule.

Opération. — Incision sur le trajet du canal inguinal. Ouverture d'un sac herniaire rempli de liquide.

Le testicule est situé dans l'orifice externe ; l'épididyme lui fait suite.

Dissection du testicule et de l'épididyme.

Descente et fixation de ces organes dans le fond du scrotum. 3 catguts placés dans l'épaisseur sans traverser la peau. Un catgut traverse la peau.

Décortication rapide du sac, puis son excision. 2 fils profonds sur l'anneau.

Drain en bas.

Suture de la peau aux crins de Florence.

Pansement au salol.

Suites normales. Réunion parfaite le 8e jour. Testicule tend à remonter vers l'anneau en attirant avec lui le scrotum.

Obs. XVI. — *Ectopie testiculaire avec hydrocèle congénitale. — Descente du testicule. — Orchidopexie*, par M. Kirmisson. (Inédite.)

J. A..., 17 ans. Entre à l'Hôtel-Dieu, salle St-Landry, le 26 avril 1889.

Né monorchide.

Testicule droit est retenu dans le canal inguinal où sa présence reste ignorée jusqu'à ces derniers temps.

Testicule gauche normal ainsi que les organes génitaux externes.

Il y a 2 ans, à la suite d'un effort, apparut dans l'aine droite une tuméfaction douloureuse qui augmenta de volume pendant une quinzaine de jours. Grosse comme une noisette, douloureuse à la pression, à la marche et aux efforts.

Au bout de 8 mois, la tuméfaction intra-canaliculaire diminua en même temps qu'apparaissait une grosseur à l'orifice externe du canal, grosseur qui s'avançait dans les bourses. Au bout d'un mois, l'état local était ce qu'il est aujourd'hui.

État actuel. — Dans le canal inguinal, on sent une tuméfaction oblongue, remontant jusqu'à l'orifice interne, faisant hernie à l'orifice externe et donnant lieu à ce niveau à une tumeur du volume d'une noix.

Peau saine. Tumeur peu douloureuse à la pression, sauf en

un point dur, mobile, que l'on peut faire descendre dans les bourses ou remonter dans le canal. Ce point correspond au testicule qui semble normal. La tumeur est molle, fluctuante, transparente réductible, augmentant de volume et se tendant dans la station, et diminuant quand le malade est couché. Si on refoule le liquide dans le péritoine, le testicule remonte aussi.

13 juin 1889. Opération.

Incision de 8 cent. environ au niveau du canal inguinal. Mise à nu de la vaginale qui est isolée des tissus voisins avec les doigts. Incision de la vaginale dans toute sa longueur. On voit le testicule normal recouvert de son épididyme, on le refoule dans le scrotum au fond duquel on le fixe par un fil de soie. Capitonnage de la vaginale. On la ferme par 9 points de suture au fil de soie et on résèque les parties de cette membrane qui débordent les sutures. Sutures de la peau. Drain à la partie inférieure.

14 juin. Pansement. Tout est en bon état.

Le 15. Pansement. Suppression du drain.

Le 17. Tension de la peau. Rougeur. Inflammation à la partie supérieure de la plaie; sauf en ce point, la réunion est bonne. Ablation des sutures.

Le 19. Tension disparue. Pansement. On retire le fil retenant le testicule.

Le 25. Malade guéri. Il ne reste plus qu'une petite ulcération superficielle.

Le testicule est remonté, mais il est dans les bourses, appuyé contre l'orifice inguinal externe.

M. Richelot a revu, dans son service de Tenon, ce malade 5 mois après l'opération, et a bien voulu nous donner les renseignements suivants :

Le malade se présente avec une récidive du sac hydrocèle. Liquide transparent.

Le testicule est bien dans le scrotum, mais à la partie supérieure de celui-ci. Une petite dépression située à la partie la plus déclive du scrotum indique le point de fixation.

Cure radicale de l'hydrocèle est faite par M. Richelot. Incision du scrotum et de la vaginale dont le feuillet pariétal adhère au scrotum. Le conduit vagino-péritonéal n'est pas oblitéré et on y pénètre à toute profondeur avec la sonde cannelée.

Dissection aussi haut que possible et résection après ligature du pédicule.

Reconstitution de la vaginale par sutures au catgut.

Sutures de la plaie aux crins de Florence.

Réunion parfaite.

Quelques douleurs testiculaires après l'opération.

Malade sort guéri trois semaines après l'opération.

Le testicule reste fixé dans le scrotum.

Obs. XVII. — *Ectopie testiculaire flottante. — Résection du conduit vagino-péritonéal. — Orchidopexie.* Par M. Richelot. (Inédite.)

Au mois de mai 1889, un garçon de 3 ans me fut envoyé du département de Seine-et-Marne pour une ectopie inguinale droite. Le testicule très mobile descendait dans un scrotum incomplètement développé, remontait et se perdait dans l'abdomen.

Au premier abord, il n'y avait pas lieu d'intervenir à cet âge, mais on réclamait mon assistance parce que l'organe, au lieu d'aller et venir librement, s'arrêtait souvent dans le trajet inguinal, y devenait fixe et douloureux tout à coup et provoquait des symptômes d'étranglement.

Dans ces conditions, je ne crus pas devoir m'abstenir. J'avoue que je ne me fis pas scrupule d'opérer chez un enfant aussi jeune (contrairement à la règle que je suis d'ordinaire), un testicule en ectopie folle, qui s'exposait lui-même à des inflammations dangereuses et qui, par ses allures, maintenait dilaté le conduit vagino-péritonéal et en faisait un sac tout prêt pour la hernie future.

J'opérai donc et je fis la dissection et l'ablation totale du canal séreux en fermant le péritoine aussi haut que possible et reconstituant la vaginale autour du pédicule. Puis, par acquit de conscience et pour en voir le résultat, je fixai l'organe au fond du scrotum avec un crin de Florence.

L'enfant guérit bien vite, mais le testicule remonta et vint se placer au-dessous de l'anneau inguinal externe, entraînant la peau toujours adhérente au niveau du point de suture et légègèrement invaginée.

Ainsi le canal est fermé, la hernie prévenue, le testicule ne peut plus rentrer dans le ventre ; il est un peu haut situé, mais bien enclos dans sa vaginale et capable, sans nul doute, de remplir ses fonctions.

Obs. XVIII. — *Ectopie testiculaire inguinale gauche. — Résection du conduit vagino-péritonéal. — Descente et fixation du testicule.* Par M. Péan. Hôpital St-Louis. (Inédite.) Communiquée par M. Decressac, interne du service.

Le malade ne connaît aucune anomalie de ce genre dans sa famille.

A la naissance, on s'est aperçu que le testitule droit seul était dans les bourses, le gauche étant retenu à l'anneau.

Le malade, d'après l'avis d'un médecin, croyant que les choses rentreraient d'elles-mêmes en place, ne fit faire aucun traitement.

Actuellement, on trouve le testicule droit normal et à sa place habituelle.

Le testicule gauche fait une saillie très appréciable au niveau du canal inguinal. La palpation permet d'apprécier son volume qui semble un peu inférieur à celui du côté opposé. Il est très mobile et ne paraît avoir aucune altération pathologique.

Si l'on veut le conduire dans le scrotum au moyen de pressions faites de haut en bas, on se trouve vite arrêté et on provoque de la douleur.

Lorsque le malade a marché longtemps le testicule devient

un peu douloureux. On ne trouve ailleurs aucun vice de conformation. Pas trace de hernie.

Opération le 20 juillet.

Chloroforme. Incision suivant le trajet inguinal. Le testicule est attiré en bas du scrotum et fixé au catgut.

Une petite masse épiploïque est liée et réséquée.

Le sac est également décortiqué et enlevé.

Sutures du canal inguinal. Pas de drain. Pansement antiseptique.

Le 7e jour, pansement. Fils enlevés. Réunion parfaite.

Au bout de 12 jours, deuxième pansement.

Le testicule n'est pas au fond des bourses mais à moitié chemin entre le scrotum et l'orifice inguinal externe, il n'est pas douloureux.

Le malade a été revu en novembre 1889. Le testicule est resté dans la même situation et le malade affirme qu'il augmente de volume. Les douleurs n'ont pas reparu.

Sur le scrotum, existe une petite fistule presque oblitérée.

Pas trace de hernie.

OBS. XIX. — *Ectopie testiculaire inguinale abdominale droite chez un malade opéré avec succès d'une ectopie inguinale gauche.* PÉAN. Communiquée par M. DECRESSAC, interne du service. (Inédite.)

C. P. 17 ans.

A déjà été opéré dans le service au commencement de 1888, pour une ectopie inguinale gauche. Le testicule de ce côté est *absolument normal.*

Du côté droit, le testicule qui semble un peu plus petit que le voisin n'est pas dans le scrotum qui est un peu atrophié. On le trouve dans le trajet inguinal ou dans le trajet funiculaire suivant que le malade est couché ou debout. En effet, dans le décubitus dorsal, le testicule rentre jusque dans l'abdomen où il est impossible de le palper.

Dans les efforts ou la station debout, il descend jusqu'à mi-chemin du cordon où on peut constater qu'il n'offre aucun état pathologique.

Il y a donc une grande mobilité et le canal péritonéo-vaginal existe dans sa partie supérieure et funiculaire.

Le malade ne souffre pas, marche facilement et n'a jamais de coliques.

L'état général est très bon.

Opération le 12 *août* 1889. Pendant la chloroformisation, le testicule rentre dans l'abdomen et, après incision, il est *impossible de le trouver.*

On a un petit sac ne dépassant que de quelques centimètres l'orifice externe du canal inguinal et contenant un peu d'épiploon qui est lié et réséqué.

La séreuse qui forme le sac est décortiquée. Le testicule est laissé dans l'abdomen.

Suture et drainage de la plaie. Drain enlevé au bout de 6 jours. Réunion parfaite au bout de 10 jours.

Revu en novembre 1889 et en janvier 1890.

Plus de douleurs. Le testicule gauche est au fond des bourses, absolument normal, de volume ordinaire.

Du côté droit, on voit dans le pli de l'aine la cicatrice de la seconde opération, mais aucune saillie n'est formée par le testicule. Au palper, en déprimant fortement la paroi abdominale, on sent le testicule qui est fixe et situé au niveau de l'orifice abdominal du canal inguinal.

Le sperme du malade, que nous avons examiné le 10 février 1890, avec MM. Tuffier et Toupet, contient d'une façon manifeste des spermatozoïdes. Ceux-ci sont toutefois un peu moins nombreux qu'à l'état normal.

Obs. XX (inédite). — *Hernie inguinale congénitale avec ectopie. — Double cure radicale.* Par M. Tuffier. Hôpital Necker.

F. L., 24 ans. Entré salle Velpeau, le 12 octobre 1889.

N'a jamais senti son testicule du côté droit. A l'âge de 12 ans, s'aperçut au pli de l'aine d'une petite masse assez dure, indolente, grosse d'abord comme une noisette, qui grossit peu à peu pour atteindre, à l'âge de 17 ans, le volume d'un œuf. Elle est restée stationnaire jusqu'à il y a environ 15 jours.

Depuis ce moment, augmentation de volume rapide ; on constate dans la bourse droite une tumeur grosse comme une poire. Cette tuméfaction est constituée en partie par une masse mollasse, un peu irrégulière, assez semblable à l'épiploon réductible.

13 octobre. Opération.

Incision conduit sur un sac séreux scrotal dans lequel on trouve : 1° une masse épiploïque énorme qui est réséquée ; 2° le testicule et l'épididyme atrophiés, environ deux fois moins volumineux que du côté opposé.

Le sac séreux est alors divisé par une incision circulaire en deux parties : une supérieure qui est disséquée jusque dans l'abdomen, tordue et liée ; une inférieure avec laquelle on fait une vaginale au testicule au moyen de quelques sutures au catgut.

Le testicule est en outre suturé par un gros catgut à la partie inférieure du scrotum.

Sutures aux crins de Florence de l'incision cutanée.

Pas de drainage.

Pansement compressif.

Le 18. Quelques douleurs abdominales. Le malade se plaint d'être trop serré par le pansement. Soif vive. Administration d'opium.

Dans la journée, il vomit un peu de lait qu'on lui a faire prendre. Un peu de ballonnement du ventre. Nausées. Glace et champagne.

Le 19. Tout se calme. Le malade rend des gaz par l'anus.

Le 24. Un petit point de suppuration au niveau du point de fixation scrotal.

Un peu de gonflement testiculaire (vaginalite).

Le 30. La réunion est parfaite.

Revu en février 1890. Le testicule s'est beaucoup développé depuis l'opération, et est presque aussi volumineux que son congénère. Consistance et sensibilité normales. Il est bien dans le scrotum, mais à la partie supérieure.

Pas de récidive de la hernie.

Les douleurs violentes qui empêchaient tout travail ont disparu. Le malade souffre seulement de temps à autre d'un varicocèle qui se développe du côté gauche.

Obs. XXI. — *Ectopie inguinale double avec hernie congénitale. — Douleurs vives. — Double cure radicale de la hernie et de l'ectopie. — Guérison*, par Lucas-Championnière. Hôpital St-Louis. (Inédite.)

D. H. 16 ans.

Le testicule gauche est en ectopie inguinale et reste fixé au-dessus de l'anneau inguinal externe. Derrière lui, existe une hernie qui se développe de plus en plus. Douleurs dans la marche, plus violentes à droite qu'à gauche. Le testicule est aussi en ectopie inguinale, mais il se meut facilement de haut en bas.

21 novembre 1889. Opération du côté gauche.

Découverte du sac assez difficile. Dissection de la vaginale. Isolement de la partie supérieure. 2 catguts sur le pédicule.

5 catguts referment la vaginale reconstituée.

L'abaissement du testicule est très laborieux à cause des nombreux trousseaux fibreux qui le retiennent; après la section de ces derniers et celle des fibres du crémaster, le testicule est amené dans le scrotum.

2 fils de catgut sont passés dans la vaginale et les couches scrotales sous-cutanées.

Drain. 6 sutures superficielles au crin de Florence. Suites normales.

7 février. Opération du côté droit.

Incision sur le canal. Dégagement du testicule séparé de la hernie. Formation d'une nouvelle vaginale.

Incision circulaire de tous les éléments du cordon sauf le canal déférent et les vaisseaux.

Cure radicale de la hernie. 2 catguts sur le pédicule.

Fixation au moyen d'un catgut de la vaginale et du scrotum. 3 sutures perdues sur le canal.

Sutures superficielles aux crins de Florence. Drain.

Suites très simples. Aucun accident du côté du testicule.

Le 1er mars, le malade est absolument guéri et doit quitter l'hôpital.

Le résultat est parfait du côté droit ; le testicule, descendu depuis 3 mois a considérablement augmenté de volume ; il est tout à fait normal et reste au fond du scrotum.

Le testicule gauche est très petit et ne descend pas jusqu'au fond de la poche scrotale.

Disparition complète de toute douleur.

Obs. XXII. — *Ectopie test. inguinale gauche, douloureuse, avec hernie congénitale. — Cure radicale de la hernie. — Descente et fixation du testicule. — Guérison*, par L. Championnière. Hôpital St-Louis. (Inédite.)

Le testicule gauche a toujours été retenu dans le canal inguinal ; on sent au-dessus de lui une hernie qui se réduit facilement.

Le malade éprouve souvent de violentes douleurs de ce côté.

Opération le 13 février 1890.

Incision du canal. Section sur la vaginale en haut. Dégagement du testicule. Destruction d'adhérences fibreuses extrêmement résistantes. Section des éléments du cordon, sauf le canal déférent et les vaisseaux.

Cure radicale de la hernie.

Fermeture de la vaginale par des sutures au catgut.

Abaissement du testicule dans la poche scrotale préalablement dilatée avec les doigts.

Fixation par un catgut traversant les couches profondes sous-cutanées et le méso-testis formé par l'adhérence de la vaginale.

Sutures sur le canal inguinal.

Sutures superficielles aux crins de Florence. 1 drain.

Suites normales.

Obs. XXIII. — *Ectopie inguinale.* — *Descente et fixation du testicule*, par le professeur Kock, de Munich (1820), publiée in Curling (*Maladies du testicule*).

Adulte, 26 ans,

L'un des testicules apparut pour la première fois dans l'aine à 16 ans, causant de telles douleurs pendant le travail que tout exercice actif était devenu impossible.

Il accepta une opération proposée par Kock.

Incision du pli de l'aine jusqu'au fond du scrotum.

Division sur la sonde cannelée des parties sous-jacentes jusqu'à ce qu'on sentit une légère fluctuation ; ponction de la tunique vaginale donne issue à 30 gr. environ de sérosité.

Testicule volumineux, mais mou. Cordon contourné et variqueux.

L'organe est placé dans la cavité du scrotum préparée pour le recevoir et fixé par une suture à la cloison du dartos afin d'empêcher qu'il ne soit ramené en haut par la contraction du crémaster.

Sutures des lèvres de la plaie.

Le testicule eut quelque tendance à retourner à sa première position et le traitement fut de longue durée.

Obs. XXIV. — *Opération d'ectopie inguinale : descente du testicule et fixation dans le scrotum*, par M. Wood. *In the Lancet*, 1er mai 1880.

G. D., 20 ans. Entré le 8 février 1880.

Dans son jeune âge, on remarqua, au niveau de l'aine droite, une tumeur qui disparaissait dans le décubitus dorsal et réapparaissait quand le malade se levait.

L'application d'un bandage maintint la tumeur, mais, il y a dix jours, celle-ci glissa au-dessus du bandage et ne put être réduite.

Au bout de 4 jours, le malade accusa une violente douleur dans l'aine droite ; la tumeur augmenta rapidement de volume et détermina des nausées et de la constipation.

A l'entrée du malade, on sent, au niveau de l'anneau inguinal externe droit une tumeur dure, irréductible, très douloureuse, ne recevant pas d'impulsion dans les efforts de toux. Poche scrotale droite vide.

Diagnostic : testicule enflammé, en ectopie inguinale.

L'application de glace fut suivie dans la semaine d'une diminution de volume du testicule, mais celui-ci ne put rentrer dans l'abdomen.

28 février. *Opération*.

Incision verticale du pli de l'aine mit à nu le testicule qui apparut un peu plus petit que son congénère.

La cavité vaginale ne peut être trouvée et paraît oblitérée.

Le testicule, notamment à son bord supérieur, fut suturé solidement aux piliers de l'anneau. Le cordon, dégagé d'environ un pouce 1/2 permit l'abaissement du testicule.

Le scrotum incisé, une suture au catgut fut placée et réunit le scrotum au testicule. Drainage. Suture des lèvres de la plaie. Application d'un tampon compressif au-dessus du testicule.

L'opération fut entourée de précautions antiseptiques.

Le malade dormit bien la nuit de l'opération.

La température ne dépassa jamais 99° Fahrenheit.

Réunion par première intention. Le testicule, quoique fortement rétracté, était encore bien au dehors de l'anneau externe.

15 mars. Le malade sortit guéri. Porte un bandage spécial pour maintenir le testicule dans le scrotum.

Obs. XXV. — *Ectopie testiculaire. — Transfert du testicule dans le scrotum*, par Max Schuller, professeur à *l'université de Greifswald*, in *Annals of Anat. and surgery*, 1881, juillet. (Obs. résumée.)

Adulte de 20 ans, vigoureux.

Testicule droit inguinal mobile, ayant résisté à tous les traitements par les bandages.

Avant l'opération purgation et lavement. Bain chaud.

Région rasée et lavée. Antisepsie rigoureuse.

Incision comme dans la hernie inguinale de la peau et du fascia, se prolongeant en bas jusqu'à la moitié vide du scrotum.

Le doigt, introduit dans le canal, va chercher le testicule dans l'espace propéritonéal où il s'est retiré.

Testicule petit et retardé dans son développement est difficile à sentir; par contre, on trouve facilement les vaisseaux bien développés du cordon spermatique. On accroche avec le doigt cette masse rétiforme et on l'attire vers le canal inguinal dont on la fait finalement sortir. Pour la fixer provisoirement on place un fil sur l'espèce de sac formé par les enveloppes du testicule et du cordon.

Incision longitudinale des tuniques musculeuse et fibreuse, ainsi que de la vaginale.

Isolement et mobilisation du cordon par section transversale des mêmes tuniques (en évitant soigneusement les vaisseaux et nerfs du cordon).

Le testicule se laisse ensuite déplacer autant qu'il est nécessaire, sans aucune difficulté.

Il est fixé alors dans le fond de la poche scrotale, partie au moyen de sutures au catgut, partie au moyen de quelques fils de soie traversant les enveloppes du testicule et la peau du scrotum.

Fermeture de la vaginale au moyen de sutures en lacet et de l'orifice externe du canal inguinal.

Drainage. Sutures des lèvres de la plaie.

Pansement de Lister.

Sonde de Nélaton à demeure.

Opium à l'intérieur.

Réunion immédiate par première intention, sauf au point de sortie du drain.

Cicatrice résistante est obtenue.

Le testicule est resté dans le scrotum et, fait remarquable, il reprit sa croissance qui avait été si longtemps retardée.

A la sortie du malade, 4 semaines après l'opération, le testicule avait le volume d'une grosse noix et était absolument indolore.

OBS. XXVI. — *Ectopie inguinale double. — Descente et fixation du testicule*, par NICOLADONI. (*Arch. für chir. klin.* 1884.)

A. P., 18 ans. Entré le 15 février 1883. Bien développé. De bonne santé habituelle.

Le testicule droit, gros comme une noix, est mobile dans le canal inguinal et peut être amené dans le scrotum qui a l'aspect d'un pli de peau ridée.

Le testicule gauche est sensiblement plus petit et moins mobile.

Le malade se plaint de douleurs vives dans le testicule droit, douleurs survenant surtout quand il se tient debout ou quand il se baisse. Marche rendue impossible.

On résolut de transporter le testicule droit dans le scrotum.

Opération le 3 mars.

Incision allant de la paroi antérieure du canal inguinal à la partie la plus déclive du scrotum.

On divise la peau et le tissu cellulaire.

Le testicule situé devant l'anneau inguinal externe était enveloppé d'un mince feuillet péritonéal. Celui-ci, incisé, mit à jour le testicule, gros comme une noix.

La forme était celle d'un rein à bord convexe, tourné en bas. Au bord concave s'attachait un cordon *tordu* ayant environ 3/4 de cent. de diamètre qui sortait librement de la cavité abdominale et auquel le testicule était fixé comme une cerise à une longue tige.

On put, sans le tirailler le faire sortir de la cavité abdominale, suffisamment pour que le testicule pût être couché sans aucune traction dans la partie la plus profonde du scrotum.

Malgré ce grand déplacement, la partie du cordon amenée à l'extérieur du canal inguinal était parfaitement libre, ce qui nous surprit fort, car nous nous attendions, à cause de la situation profonde du testicule, à attirer au dehors un court repli péritonéal faisant adhérer le cordon à la paroi postérieure du prolongement vaginal du péritoine. Cette curieuse conformation fut très favorable à notre opération.

Je fixai d'abord dans le voisinage de l'orifice interne, fortement attiré en avant du canal inguinal, le cordon à la paroi postérieure du prolongement vaginal du péritoine, au moyen d'un catgut, de sorte que le testicule pendait librement dans le scrotum.

Je refermai au-dessus du cordon attiré en dehors le prolongement vaginal du péritoine et en formai une gaine étroitement appliquée, en dehors de laquelle pendait encore le testicule, au bout d'une tige de 2 à 3 centim.

Le testicule lui même fut fixé dans le scrotum par 2 sutures au catgut et la plaie recousue au-dessous de lui.

Pas de fièvre. Réunion par première intention.

Le malade sort guéri le 26 mars avec son testicule droit bien placé dans le scrotum.

J'ai revu ce jeune homme 11 mois après l'opération. Le testicule qui est devenu *remarquablement plus gros* est fixé d'une façon solide dans le scrotum pendant les mouvements les plus divers et dans les efforts, qui se font sans aucune douleur ; la position ne change pas

Canal inguinal solidement fermé ; point trace de hernie.

Obs. XXVII. — *Cryptorchidie double. — Descente artificielle d'un testicule*, par Lucas-Championnière. Communiquée à la Société de chirurgie, séance du 6 novembre 1887.

Enfant 10 ans, très chétif. Aucun testicule n'est descendu. Pas de hernie apparente ; mais, lorsqu'il est fatigué, après une longue marche, descend dans l'aine à droite, une tumeur un peu douloureuse ; à plusieurs reprises, il y a eu des douleurs extrêmement vives.

Evidemment, le testicule s'engorge, est comprimé dans le canal et il souffre.

A gauche, mêmes signes, un peu moins marqués. J'ai eu tout de suite la pensée qu'il serait possible d'inciser, de trouver cette pointe de hernie, d'y rencontrer le testicule, d'attirer celui-ci dans le scrotum, de l'y fixer, de faire la cure radicale de la hernie.

Cette opération serait un grand soulagement pour lui et deviendrait en même temps le point de départ d'une curieuse expérimentation physiologique.

L'état de l'enfant m'obligea à retarder l'opération jusqu'à il y a 3 semaines.

J'ai fait tenir l'enfant debout pendant plusieurs jours de suite, et le 26 novembre, matin même de l'opération, il s'est levé de bonne heure, a sauté, toussé, fait des efforts et j'ai fixé dans la partie inférieure du canal, ce que je croyais être le testicule.

Puis, l'enfant endormi, le testicule fixé, j'ai incisé au-devant de l'orifice inguinal externe et j'ai trouvé assez facilement la partie saillante du canal péritonéal. Mais il n'y avait pas apparence de testicule. J'ai fait alors comprimer vigoureusement l'abdomen, et le testicule est venu poindre ; je l'ai saisi, puis attiré en bas, ce qui était déjà difficile. Après des tractions nouvelles, nous avons vu venir l'épididyme qui était, non pas couché sur le testicule comme normalement, mais venait à sa suite, comme on l'observe chez le fœtus lorsqu'on étudie le testicule encore au niveau du détroit supérieur. L'épididyme fut beaucoup plus difficile à abaisser que le testicule.

Au-dessus du niveau de l'épididyme, je détachai la séreuse circulairement, puis je séparai une sorte de sac supérieur du canal déférent et des vaisseaux et traitai le pédicule séreux attiré dans la plaie par un double fil de catgut en chaîne, comme pour les hernies.

J'attire alors le testicule et l'épididyme presque dans le scrotum, c'est-à-dire jusqu'au niveau de la peau qui le représente au périnée. Une série de sutures au catgut est placée juste entre le tissu sous-cutané du scrotum et la séreuse la plus voisine du testicule, de façon à fixer celui-ci le plus bas possible. L'abaissement du testicule et de l'épididyme n'est pas très difficile; c'est l'insuffisance du scrotum qui crée des obstacles.

Pas de drainage. Réunion au bout de 8 jours.

Le testicule est aujourd'hui abaissé bien au delà de l'anneau, un peu latéral à la verge et en arrière.

2e opération. Ectopie gauche, par Lucas-Championnière. In *Journal de méd. et de chir. pratiques.*

Cryptorchidie gauche sans grande hernie. Le testicule ne s'engage jamais.

Opération le 16 février 1888.

Pression sur l'abdomen pour faire saillir le testicule. Ouverture difficile du petit infundibulum herniaire au-dessus et au-dessous du testicule. Section au-dessus et 2 ligatures sur le pédicule.

Puis, 6 sutures pour former une vaginale et la fixer au scrotum.

Cet enfant sort le 25 mars.

Résultats absolument complets au point de vue des hernies. Aucune impulsion.

Les testicules sont bien restés hors de l'abdomen, mais ont tendance à se rapprocher de la base de la verge.

Toutes douleurs dues au déplacement du testicule ont disparu. L'enfant a beaucoup grandi depuis peu.

OBS. XXVIII. — 2 *cas d'ectopie testiculaire. — Orchidopexie.* RECLUS. *Comm. orale à la Société de chirurgie*, 17 avril 1889. In *Progès médical*, avril 1889.

1° Ectopie inguinale, double mobilisation de la glande dans le chloroforme.

Suture au fond des bourses.

Au bout de 15 jours, double invagination des bourses et douleurs vives.

Depuis, disparition des douleurs.

2 mois après, le testicule est encore inversé en doigt de gant des deux côtés.

En somme, opération incomplète ; le testicule n'a pas été assez libéré.

2e cas. Orchidopexie complémentaire d'une cure radicale de hernie. Le testicule était à l'anneau externe. Fixation.

Résultat satisfaisant.

OBS. XXIX. — *Ectopie inguinale double. — Orchidopexie*, par W. CHEYNE. *Comm. à la Soc. médicale de Londres*, 27 janvier 1890.

Garçon de 12 ans.

A droite, j'ai suturé au fond des bourses le testicule libéré et artificiellement descendu, mais le cordon s'est rétracté et la glande est remontée près de l'anneau.

A gauche, opération 10 mois plus tard. Après l'orchidopexie, un fil est passé à travers le cordon, juste au-dessus du testicule. Ce fil, je l'ai fait ressortir au fond du scrotum et je l'ai fixé à une barre sur un appareil métallique adapté au périnée. J'ai aussi produit une traction constante qui s'est opposée à l'extension par le cordon.

Les fils furent enlevés le 11e jour et le résultat était excellent.

Obs. XXX. — *Ectopie périnéale. — Transplantation et fixation du testicule dans les bourses. — Mort par érysipèle.* Par Adams. *Lancet*, 1871.

Enfant de 11 semaines. Pénis normal. Poche droite du scrotum contient un testicule bien conformé :

Poche gauche vide.

A gauche de la ligne médiane, dans le périnée, à 1/2 pouce au-devant de l'anus, le testicule gauche forme une saillie ovalaire. Il est complètement mobile.

Sachant que M. Curling était intervenu dans un cas semblable, je pris son avis et il opina en faveur de la transposition du testicule dans le scrotum.

Opération. Incision d'environ 1 pouce 1/2 en dehors de l'anneau inguinal externe, au-dessus de la poche scrotale vide où une loge fut pratiquée pour le testicule.

Le cordon fut saisi et suivi jusque sur le testicule ; on ne peut par la traction attirer l'organe que retenait à la partie inférieure de la poche périnéale une adhérence solide. M. Curling supposa qu'elle était constituée par le gubernaculum.

Je détachai cette adhérence et je la sectionnai aussi loin que possible du testicule.

Je pus alors saisir celui-ci contenu dans sa vaginale qui n'avait pas été lésée et l'amenai dans le scrotum.

Pour le maintenir dans sa nouvelle position, une suture au catgut fut passée à travers le gubernaculum et fixée au fond du scrotum.

La plaie fut ensuite suturée.

Dans le but d'éviter les risques d'érysipèle qui régnait alors dans l'hôpital, je renvoyai l'enfant chez lui.

Tout alla bien les 2 premiers jours, mais, le troisième, une rougeur érysipélateuse s'étendait sur les cuisses, les fesses et les lombes. La plaie s'ouvrit considérablement et le testicule apparaissait, avec sa vaginale, au fond de la poche gangréneuse.

L'enfant traîna une quinzaine de jours sans amélioration de la plaie et mourut d'épuisement.

A l'examen de la poche, je trouvai le testicule attaché fortement au scrotum ; toute trace de suture avait disparu (remarque favorable à la suture au catgut).

En disséquant le cordon et en le détachant au niveau de l'anneau inguinal interne, je trouvai la portion funiculaire communiquant avec la cavité péritonéale et une grande quantité de pus dans la cavité abdominale et dans la tunique vaginale. Il semble donc que la mort ait été causée par une péritonite ayant commencé par la tunique vaginale pour s'étendre à la cavité abdominale.

Obs. XXXI. — *Ectopie périnéale. — Cure radicale suivie de succès.* Annandale. *Brit. med. Journ.* 1879.

Enfant 3 ans. Ectopie périnéale droite.

Opération le 5 juillet. Incision commençant au-dessus de l'anneau inguinal externe, s'étendant jusqu'au milieu de la poche scrotale mit à nu le cordon. Celui-ci fut saisi et permit de tirer le testicule de sa position anormale, ce qui ne se fit pas sans la division de quelques adhérences. Il y avait un lien fibreux attaché à la base du testicule au-dessus et à la tubérosité de l'ischion au-dessous. Ce lien semblait correspondre à un appendice du gubernaculum testis et il fallut le couper en travers pour que le testicule quitte le périnée.

Le scrotum étant alors librement ouvert, le testicule libéré y fut placé et fixé solidement au moyen de points de catgut passés à travers la base du scrotum et la partie inférieure du testicule.

La plaie périnéale fut suturée et un drain laissé à sa partie inférieure.

Suture de la plaie scrotale et inguinale.

Pansement antiseptique.

L'état du malade fut toujours satisfaisant. Sortie le 31 juillet.

Revu en novembre. Le testicule était resté en place ; seulement un peu plus dur que celui du côté opposé, et situé un peu plus en arrière et plus haut.

Obs. XXXII. — *Ectopie périnéale.* — *Testicule ramené et fixé dans le scrotum.* - *Succès,* par Marshall. *Brit. med. and journ. surg.*, 1883.

R. B.., 16 ans. Se plaint, depuis l'âge de 4 ans, de difficultés et de douleurs dans la marche ; il a été plusieurs fois obligé de quitter tout travail et c'est à la suite d'un accident de ce genre qu'il entre à l'hôpital.

Diagnostic : Ectopie périnéale droite. Opération le 9 mai. Incision dans le pli inguino-scrotal et libération du testicule. Celui-ci est poussé dans le scrotum où on le fixe à l'aide d'un catgut traversant la vaginale et la partie la plus déclive du scrotum.

Suture des lèvres de la plaie.

Après quelques accidents douloureux du côté du testicule, la plaie guérit graduellement et le 30, le malade commence à se lever.

Sort le 7 juin. Le testicule reste un peu sensible, mais bien placé.

Obs. XXXIII. — *Transplantation d'un testicule périnéal* par M. Owen. *Lancet*, 1889, p. 273.

L. C..., âgé de 2 ans, 7 mois, entre en septembre 1888 à l'hôpital des Enfants-Malades.

Petit pour son âge.

A l'examen des organes génitaux, on trouve le testicule droit normal. Le gauche était d'un volume normal, mais situé dans le périnée. à gauche du raphé médian.

Le cordon du testicule gauche était apparemment aussi long que son congénère, les deux organes se trouvent d'ailleurs au même niveau.

La moitié gauche du scrotum était petite et inclinée du côté droit.

Le 3 octobre 1888, M. Owen fit une incision sur la moitié gauche du scrotum, on aperçut alors le testicule, on l'attira après l'avoir libéré de ses adhérences. Il fut alors facile de placer la glande dans le scrotum, mais comme elle glissait obstinément vers sa première position, une suture profonde fut passée à travers le scrotum, d'une paroi à l'autre et en arrière du testicule qui fut maintenu d'une façon efficace dans sa nouvelle position. On sutura les bords de la plaie par une suture ininterrompue.

Drain à la partie inférieure de la plaie. Réunion par première intention. Testicule paraît normalement placé au bout de quinze jours, époque où l'enfant quitte l'hôpital.

Revu depuis. — L'opération ne laisse rien à désirer.

Telles sont les observations que nous avons pu recueillir. Pour en faciliter la lecture et mettre plus en évidence les résultats thérapeutiques et opératoires nous les avons résumées, par ordre chronologique, dans les tableaux suivants :

OPÉRATEUR	DATES	AGE DE L'OPÉRÉ	VARIÉTÉ D'ECTOPIE	PARTICULARITÉS OPÉRATOIRES	RÉSULTATS
Kock.........	1820	26	Ing.	Cordon contourné variqueux, descente facile du testicule dans le scrotum. Fixation par une suture de l'organe à la cloison du dartos.	Testicule a eu quelque tendance a retourner à sa position première.
Adams.........	1871	11 sem.	Pér.	1 catgut fixateur à travers le gubernaculum et le scrotum.	Mort par érysipèle au bout de 15 jours. A l'autopsie, adhérence du testicule au scrotum. Résorption du fil de catgut.
Annandale.....	juill. 1879	3	Pér.	Plusieurs catguts passés à travers le scrotum et la partie inférieure du testicule.	Revu après 4 mois. Testicule reste dans le scrotum. Situé en arrière et un peu plus haut que son congénère.
Wood..........	fév. 1880	20	Ing.	Fixation du testicule à la partie inférieure du scrotum par 1 catgut. Pas de hernie.	Guérison au bout de 15 jours. Disparition de toute espèce de douleurs. Test. est bien dans le scrotum. Application d'un bandage spécial pour le maintenir. Malade non revu depuis.
Schüller........	juill. 1881	20	Ing.	Sutures partie au catgut, partie à la soie, de la vaginale au scrotum. Section des fibres du crémaster. Fermeture de l'orifice inguinal extér. par sutures en lacet.	Le testicule est, depuis l'opération, resté indolore dans le scrotum, et s'est développé.
Nicoladoni.....	Mars 1883	18	Ing.	Fixation scrotale par 2 sut. au catgut.	Revu au bout de 11 mois. Testicule est devenu remarquablement plus gros et fixé dans le scrotum.
Marshall.......	1883	16	Pér.	Libération facile du testicule. Poussé de bas en haut dans le scrotum, il y est fixé par un p. de suture au catgut.	A la sortie de l'hôpital, le testicule est un peu sensible, mais reste bien placé.
Lucas-Championnière.	nov. 1887	10	Crypt. double.	Du côté droit : Pression sur l'abdomen pour faire poindre le testicule. Destruction du canal vagino-péritonéal. Section des fibres du crémaster. Sutures au catgut entre la vaginale et les couches scrotales sous-cutanées.	Revu au bout de 2 ans par M. Lucas-Championnière. L'enfant s'est développé considérablement, a grandi de 10 à 15 cent. Les deux testicules sont restés dans le scrotum, mais ont tendance à se rapprocher de la base de la verge.
Lucas-Championnière.	fév. 1888			Côté gauche : Même procédé opératoire.	Le droit a environ un volume double de son volume primitif. Le gauche, descendu ultérieurement, est moins développé.

OPÉRATEUR	DATES	AGE DE L'OPÉRÉ	VARIÉTÉ D'ECTOPIE	PARTICULARITÉS OPÉRATOIRES	RÉSULTATS
Tuffier........	janv.	9	Ing doubles	Du côté gauche : Mobilisation et descente par le massage. Fixation du testicule au fond des bourses au moyen de 2 catguts n° 1, traversant le parenchyme.	Revu et présenté à la Soc. de chirurgie 4 mois après l'opération. Revu pour la dernière fois en février 1890. Test. se sont développés remarquablement.
	fév. 1888	»	»	Du côté droit : Mobilisation, descente et fixation par le même procédé.	Libres, mobiles, remontant en haut du scrotum mais pouvant facilement être ramenés par une simple press. au fond des bourses. Jamais ils ne rentrent dans le canal inguinal, ne gênent plus et permettent le port d'un bandage.
Tuffier........	janv. 1888	2	Ing. avec hernie	Descente, comme ci-dessus, par les manœuvres de massage. Fixation par 2 catguts.	4 mois après. Testicule bien développé ne remonte plus et reste au fond du scrotum. Hernie maintenue par bandage. Quand elle sort, on peut la rentrer sans imprimer la moindre traction. En février 90, la position reste identique. Le testicule est aussi gros que son congénère.
Tuffier........	janv. 1888	3	Ing. double avec hernie	Massage et célorraphie.	Revu en février 1890. les test. sont bien développés mais remontent dans la région cruro-scrotale. La simple pression les ramène au fond des bourses, mais ils reprennent vite leur position. Ils restent toujours en dehors du canal. Bandage double ing. bien supporté.
Schwartz......	juill. 1888	16	Ing. ext. avec hyd. congén. (Test. mobile).	Célorraphie pratiquée une 1re fois sans succès. Dans une 2e intervention on pratique la cure radicale de l'hydrocèle par le capitonnage de Julliard. Test. est ensuite suturé dans scrotum par un fil de soie.	2 mois après, résultat parfait. Revu en décembre 1889 : Récidive de l'hydrocèle. Test. reste dans le scrotum, il est bien pédiculé.
Schwartz......	juill. 1888	22	Intermittente.	Célorraphie simple. 2 fils de soie traversant le pôle inférieur du testicule et le scrotum.	Revu 2 mois après par M. Schwartz. Guérison parfaite. Pas de tendance à l'invagination.
Routier........	août. 1888	27	Ing. (acquise) avec hernie congénitale.	Cure rad. de la hernie. Reconstitution de la vaginale. Abaissement et fixation par 2 fils de catgut.	Revu en 1884 (juillet). Fistule au niveau du point de fixation. Test. est en dehors de l'anneau et reste très douloureux et petit. La castration semble indiquée.
Owen........	sept. 1888	2 1/2	Pér.	Test. libéré de ces adhérences est poussé dans le scrotum où on le maintient par une suture.	Revu ultérieurement. L'opération ne laisse rien à désirer.
Monod........	déc. 1888	19	Ing. Test. flottant.	Dans une 1re opération le test. disparaît dans l'abdomen d'où on ne peut le faire sortir. Dans une 2e opération le test. est maintenu immobile. Cure radicale de la hernie. Réfection de la vaginale. Agrandissement de la poche scrotale trop étroite. Célorraphie 1 crin de Florence.	Revu en décembre 1889. Plus de douleurs. Le testicule a le même volume qu'à la sortie de l'hôpital ; ne remonte pas dans le canal mais ne descend pas jusqu'au fond de la poche scrotale qui contraste par son petit volume et sa forme cylindrique avec l'autre poche conique et bien développée. Petite pointe de hernie.
Tuffier et Desnos.	déc. 1888	14	Ing. abd.	Descente après destruction des adhérences, mais sans la destruction du conduit vagino-péritonéal. Célorraphie à la soie phéniquée.	Au bout de 10 mois, le testicule a augmenté de volume, mais il est remonté près de l'orifice externe du canal ; il peut être amené au fond du scrotum, mais il n'y reste pas.
Jalaguier......	janv. 1889	14 1/2	Ing. avec hernie.	Massages infructueux. Cure rad. de la hernie. Reconstitution de la vaginale. Oblitération scrotale détruite Célorraphie au catgut traversant albuginée et scrotum.	A la sortie de l'hôpital, test. est à la base de la verge et le scrotum invaginé. 4 mois après, l'invagination a disparu ; le testicule qui a augmenté de volume est à la partie supérieure du scrotum, distant d'environ 1 cent. 1/2 de l'orifice inguinal. Pas trace de hernie.
Jalaguier......	fév. 1889	10	Ing. avec hernie.	Cure rad. de la hernie. Abaissement facile du testicule après reconstitution de la vaginale. Célorrhaphie avec 1 catgut passé dans la vaginale.	4 mois après, le scrotum qui s'était invaginé ne l'est plus. Pas trace d'adhérence au scrotum. Test. n'est pas au fond du scrotum, mais à la partie supérieure à environ 1 cent. 1/2 de l'anneau. Il est mobile au-dessous de celui-ci, il est développé très notablement.
Peyrot........	fév. 1889	14	Ing.	Destruction du produit vagino-péritonéal. Réfection de la vaginale. Abaissement et fixation au catgut de la vaginale au scrotum.	Revu 5 mois après. Test. est plus gros, ne gêne plus, mais à la partie supérieure du scrotum distant du pubis de 1 travers de doigt. Point trace de hernie.
Quénu........	mars 1889	18	Ing. avec hernie et hydropisie du sac.	Cure radicale de la hernie. Reconstitution de la vaginale. Descente du testicule. Fixation au catgut traversant le méso-testis. et le scrotum.	A la sortie de l'hôpital, le testicule tend à remonter vers l'anneau en attirant le scrotum. N'a pu être revu depuis.

OPÉRATEUR	DATES	AGE DE L'OPÉRÉ	VARIÉTÉ D'ECTOPIE	PARTICULARITÉS OPÉRATOIRES	RÉSULTATS
Reclus........	1889	2	Ing. double.	Mobilisation de la glande sous le chloroforme. Célorraphie.	Au bout de 15 jours, double invagination et douleurs. 2 mois après, douleurs ont disparu, mais non l'inversion scrotale. Résultat satisfaisant.
Reclus........	1889	2	Ing. avec hernie.	Cure rad. de la hernie. Abaissement et célorraphie.	
Richelot........	mai 1889	3	Flottante.	Résection du conduit vag. péritonéal. Abaissement et fixation du testicule dans le scrotum par 1 crin de Florence.	Le testicule reste dans le scrotum, mais à la partie supérieure. Légère invagination scrotale.
Kirmisson......	juin 1887	17	Ing. avec hydrocèle.	Cure rad. de l'hydrocèle. Capitonnage de la vaginale. Descente et fixation du testicule par un fil de soie.	5 mois après l'opération, récidive de l'hydrocèle. Nouvelle cure rad. par M. Richelot qui constate l'adhérence de la vaginale au scrotum. Le test. est bien dans le scrotum, mais à la partie supérieure de celui-ci.
Péan...........	avril 1889	17	Ing. abd.	Au moment de l'opération, le testicule remonte dans l'abdomen où on ne peut le retrouver. Résection du sac séreux. Le malade a déjà été opéré du côté gauche en 1888 par la descente et la fixation du testicule avec cure rad. de hernie.	Revu en décembre 1889 et en fév. 1890. Le testicule gauche descendu depuis près de 2 ans est absolument normal et bien développé. Il remplit entièrement la poche scrotale qui est cylindrique et à laquelle il n'est pas adhérent. L'examen microscopique du sperme a montré la présence de spermatozoïdes normaux.
Péan...........	juill. 1889	17	Ing.	Cure rad. de la hernie. Fixation du testicule au catgut.	Revu au bout de 4 mois. Test. à moitié chemin entre le scrotum et l'orifice externe du canal inguinal. Augmente de volume depuis l'opération. Petite fistule scrotale.
Nélaton........	août 1889	17	Ing. avec hernie congénitale.	Cure rad. de la hernie. Reconstitution de la vaginale. Fixation du test. au fond des bourses par suture au catgut.	Revu en février 1890. Augmentation de volume du testicule qui n'est plus douloureux et reste au fond du scrotum. Pas de récidive de la hernie.
Tuffier.........	oct. 1889	24	Ing. avec hernie cong.	Cure rad. de la hernie. Descente du testicule après réfection de la vaginale. Fixation par soie phéniquée traversant le test. et les couches scrotales sous cutanées.	Revu au bout de 4 mois. Test. bien développé à la partie supér. du scrotum. Consistance et sensibilité normales. Plus de douleurs de ce côté Pas de récidive de la hernie.
Tuffier.........	1889	19	Ing. droite avec hernie.	Cure radicale de la hernie. Descente du testicule. Suture au fond du scrotum, comme précédemment. Suture du cordon aux piliers.	Échec par suite de suppuration et sphacèle du testicule qu'on dut réséquer. Le malade, revu depuis, reste guéri de sa hernie. La poche scrotale droite est vide.
Tuffier.........	déc. 1889 et janv. 1890	10	Ing. double.	Du côté droit : Descente et fixation du testicule dans le scrotum à la soie phéniquée, avec sutures péri-funiculaires, mais sans destruction du conduit vagino-péritonéal.	Le testicule, 2 mois après, est remonté à la partie supér. du scrotum, près de l'anneau ing. ext.
			Id.	Côté gauche : Même opération qu'à droite, mais avec cure rad. de hernie par destruction du canal vagino-péritonéal. Suture testiculaire et funiculaire.	Résultat complet. Le testicule gauche est resté au fond de la poche scrotale, on sent l'adhérence sous forme d'un petit cordon linéaire.
Lucas-Championnière.	sept. 1889 et fév. 1890	16	Ing. double avec hernie.	Côté gauche : Cure rad. de la hernie. Libération du testicule et du cordon. Section des fibres du crémaster. Abaissement dans le scrotum et suture au catgut.	Résultat parfait au bout de 3 mois. Le testicule a remarquablement augmenté de volume.
			Id.	Côté droit : Même opération.	Trois semaines après, le testicule est bien situé dans le scrotum. Il est beaucoup plus petit que son congénère. L'opération est trop récente pour apprécier le développement post-opératoire.
Lucas-Championniere.	fév. 1890	14	Ing. gauche.	Même procédé que dans l'observation précédente.	Le testicule n'est pas remonté.
Cheyne........	janv. 1889 et 1890	12	Ing. double.	A droite, orchidopexie.	10 mois après : Rétraction du cordon. Réascension du testicule près de l'anneau inguinal.
		—	Id.	A gauche, après descente du testicule, un fil est passé à travers le cordon, le scrotum et fixé à une barre sur un appareil métallique adapté au périnée.	Résultat excellent.

Nous essaierons maintenant de tirer de l'ensemble de nos observations quelques remarques : 1° *sur l'opération elle-même ; 2° ses suites immédiates ; 3° ses suites éloignées.*

1° *Opération.* — Nous ferons d'abord ressortir cette particularité intéressante que, dans aucun de ces cas, le cordon n'a été trouvé trop court. On a fait jouer longtemps à la briéveté du cordon un rôle important dans l'étiologie de l'ectopie ; mais il est bien établi aujourd'hui que cette briéveté, quand elle existe, est le résultat et non la cause de l'arrêt de migration.

« Dans presque toutes les dissections on a trouvé le canal déférent et les vaisseaux à l'état flexueux, repliés sur eux-mêmes, trop longs pour exercer aucune traction sur le testicule (Trélat et Peyrot). »

Ce qui fait croire souvent à cette briéveté, même quand on a le cordon sous les yeux, c'est l'existence d'adhérences profondes. Nous avons nettement constaté ce fait avec M. Tuffier ; chez un de ses opérés la briéveté apparente du cordon disparut après qu'une dissection remontant jusqu'à l'orifice inguinal interne eût permis une libération complète.

Cependant, Wood, dans 3 cas, rencontra cette difficulté et voici l'artifice qu'il employa : « En face de ces « difficultés, je disséquai soigneusement avec la pointe « du scalpel à travers le tissu connectif attachant le « testicule au globus major (tête) de l'épididyme, et, cela, « aussi loin que ce me fut possible, pour retourner le « testicule sens dessus dessous, la partie inférieure et la « queue de l'épididyme restant toujours attachés au testi-

« cule. Ayant ainsi désinséré sur une longueur de
« 1 pouce 1/2, je pus sans effort amener le testicule dans
« le scrotum. Drainage. Parfait succès...Dans aucun de
« ces cas, le testicule ne fut compromis après l'opération.
« Ce résultat tient aux soins avec lesquels les canaux
« déférents passant du testicule dans l'épididyme et les
« nombreux petits vaisseaux furent arrangés et respec-
« tés » *Brit. Med. Journal*, 1885, p. 1233.

Nous nous contenterons de signaler sans y insister autrement, ce procédé qui nous paraît d'une application difficile.

Un autre obstacle, facile à vaincre d'ailleurs, est constitué par l'insuffisance de la poche scrotale. Tantôt cette poche est simplement insuffisante; tantôt elle offre une oblitération véritable causée par du tissu cellulaire trop abondant ou, comme dans le cas de M. Jalaguier, par une membrane fibreuse et résistante. Il suffit, dans le premier cas, de dilater avec les doigts la poche scrotale qui se laisse facilement distendre. Quand il n'existe pas de poche, on creuse au milieu du tissu cellulaire une loge appropriée au volume du testicule. Dans le cas d'oblitération par une membrane on sectionne celle-ci ou on pratique une sorte de boutonnière par laquelle on pourra introduire la glande.

L'oblitération scrotale est donc dans l'opération sanglante d'une minime importance; mais elle rend impraticable, même quand on réussit à mobiliser le testicule, la descente par manœuvres externes et constitue une contre-indication absolue à cette méthode.

La difficulté la plus sérieuse est celle qui résulte des

connexions testiculaires et funiculaires avec les parties voisines, connexions dont l'existence est presque constante dans nos observations. Curling avait d'ailleurs insisté depuis longtemps sur le rôle des adhérences et les complications opératoires qu'elles entraînent. Molles ou celluleuses, résistantes ou fibreuses, elles remontent quelquefois très haut et doivent être détruites aussi profondément que possible.

Dans les cas de persistance du conduit vagino-péritonéal, quand il n'y a pas trace de hernie, que la destruction des adhérences périphériques rend facile la descente dans le scrotum, on peut être tenté de borner là l'opération et de ne point s'occuper autrement du conduit vagino-péritonéal. M. Tuffier, dans les deux cas où il suivit cette conduite, n'eut point à s'en applaudir car le testicule remonta à la partie supérieure du scrotum tandis que le testicule de l'autre côté, opéré dans les mêmes conditions, mais avec résection du conduit vagino-péritonéal, resta au fond du scrotum. Cette double opération pratiquée chez un même malade a la valeur d'une expérience et montre la nécessité de la destruction du conduit par la résection. C'est qu'en effet, comme l'observe M. Richelot, qui a insisté sur ce fait (*Bulletin de la Soc. de chir.*, 1887), quand bien même la hernie n'existerait pas, la disposition congénitale existe et constitue un lieu d'appel pour une hernie future.

La mobilité trop grande du testicule, son passage facile du canal inguinal dans l'abdomen constituent une autre difficulté contre laquelle on doit se mettre en garde et qui rend quelquefois l'opération impossible. Deux de nos observations sont à cet égard particulièrement intéressantes. Dans l'une, M. Péan ne put retrouver le testicule disparu dans l'abdomen. Dans l'autre, M. Monod réussit, après un premier échec, à pratiquer l'opération après la fixation préalable de l'organe. On pourrait essayer, en présence de la disparition du testicule, de l'amener de nouveau à l'orifice interne par des pressions exercées de haut en bas sur la paroi abdominale fortement déprimée ou, comme le fit Wood, en introduisant un doigt dans l'abdomen et en accrochant le cordon. Mais il est préférable, croyons-nous, de surseoir à l'opération et de ne la pratiquer qu'une fois la contention préventive de l'organe assurée.

2° *Suites immédiates.* — Les suites immédiates de la cure radicale de l'ectopie, quelle qu'en soit la variété, sont celles de toute opération bénigne.

Dans toutes les observations connues, on ne relève que deux cas de mortalité qui, nous nous empressons de le dire, ne sauraient entrer en ligne de compte. Dans les deux cas en effet il s'agissait de tout jeunes enfants opérés en dehors de toutes précautions antiseptiques, dont l'un mourut d'épuisement et de diarrhée, l'autre d'érysipèle. Nous ajouterons que dans les deux cas l'ectopie était périnéale, variété qui, à priori, semble devoir être le plus exempte de complications opératoires. Depuis le jour où la méthode de Lister est appliquée dans toute sa rigueur, les accidents d'infection et d'érysipèle ne sont plus à redouter et la statistique la plus rigoureuse ne saurait comprendre les cas de Curling et d'Adams.

La réunion par première intention est la règle et s'obtient du 5e au 10e jour.

La plupart des malades de nos observations n'ont eu aucune élévation de température, ni aucune complication d'orchite ou d'épididymite.

Chez un de ses opérés, M. Tuffier diagnostiqua une vaginalite ; mais les phénomènes douloureux éprouvés par le malade disparurent en quelques jours ; il est de même dans le cas de Marshall.

Quelques douleurs vagues dans l'abdomen, s'accompagnant de vomissements et de rétention d'urine, sans accidents fébriles d'ailleurs (opéré de M. Monod) ont été signalées ; mais ce sont là des accidents réflexes, sans gravité aucune et communs aux opérations pratiquées dans cette région.

Dans trois cas on a observé de l'érythème iodoformique. Nous avons insisté à propos du pansement sur cette complication qui, au scrotum, peut ne pas être sans inconvénients sérieux, et qu'il est facile d'éviter en employant une substance moins irritante que l'iodoforme. L'érythème, dans les cas dont il s'agit, a vite disparu avec la vaseline boriquée et il n'y a eu de ce fait ni les phlyctènes ni les suppurations qui ont été quelquefois signalées.

Nous ne relevons dans nos observations que deux insuccès : l'un, dans celle de M. Routier ; l'autre, chez un malade de M. Tuffier. Dans le premier cas, le point de suture d'un des fils fixateurs suppura et donna naissance à une fistule persistante ; le testicule devint et resta douloureux, diminua de volume, si bien qu'au bout de

7 mois, la castration paraissait indiquée. Peut-être cette complication eût-elle été évitée si le fil en question au lieu de traverser toute l'épaisseur du scrotum n'avait intéressé que les couches sous-cutanées de celui-ci, sans apparaître à l'extérieur.

Chez le malade de Necker, un abcès se forma au niveau d'un des points de suture du scrotum et fut suivi de sphacèle du testicule qui s'élimina. Mais, comme l'indique l'observation, ce malade, le lendemain même de son opération fut pris d'une grippe intense avec congestion pulmonaire ; le pansement se relâcha sous l'influence des efforts de toux et l'épidémie qui frappa le service entier empêcha la surveillance rigoureuse et quotidienne du malade. La plaie se réunit après une longue suppuration, mais le testicule disparut en entier.

Dans presque tous les cas, la célorraphie n'a donné qu'un résultat incomplet par suite d'une réascension plus ou moins grande de l'organe, réascension minime d'ailleurs et se limitant presque toujours à la partie supérieure du scrotum. Dans le cas de M. Schwartz cependant le testicule reprit, au bout de quelques jours, sa position première et on dut, par une seconde opération, le ramener au fond des bourses où il resta définitivement.

De là constestation sur l'utilité de l'orchidopexie et l'ojection de M. Richelot : La fixation est inutile car, de deux choses l'une : Ou le testicule n'a aucune tendance à remonter et alors à quoi bon la fixation ? Ou bien, quelle que soit la solidité des adhérences, le testicule est attiré vers l'anneau externe et, dans ce cas, ce n'est point le scrotum qui s'opposera à la réascension. Il faudrait pour cela qu'il fût lui-même maintenu fixement.

L'objection vise donc l'inefficacité d'une part, l'inutilité de l'autre.

Il est indéniable que la fixation pure et simple au fond du scrotum ne suffit pas à empêcher la réascension et que le scrotum obéira aussi bien que le testicule à l'action de l'agent rétracteur. Les observations que nous rapportons le prouvent assez.

Mais la fixation au fond des bourses, manifestement inefficace à ce point de vue, ne saurait être inutile, car elle n'en favorise pas moins le contact intime du feuillet pariétal de la séreuse aux parois scrotales et rétablit ainsi l'adhérence normale. L'avivement seul suffit, dit on, pour obtenir ce résultat ; mais, si les surfaces avivées ne sont pas maintenues au contact, comment peuvent-elles se réunir ?

Si la vaginale n'est pas maintenue adhérente au fond du scrotum par un fil fixateur, le testicule en l'entraînant dans sa réascension l'amènera à la partie supérieure de la poche scrotale et c'est là que se formeront les adhérences. La vaginale ainsi distante du fond du scrotum, ne jouerait-elle pas le rôle de la membrane obturatrice signalée dans plusieurs observations et n'empêcherait-elle pas toute descente ultérieure au fond des bourses, quand bien même l'agent rétracteur disparaîtrait ?

L'orchidopexie mérite donc d'être pratiquée ; utile pour la formation d'adhérences solides et définitives, elle n'est qu'accessoire au point de vue du maintien du testicule au fond des bourses. Pour obtenir efficacement ce résultat, deux conditions sont indispensables : c'est, d'une part, la destruction du conduit vagino-péritonéal sur laquelle a insisté le premier, M. Richelot (Soc. chir., 1887) et, d'autre part, la destruction des fibres du crémaster préconisée par M. Lucas-Championnière, ou la fixation péri-testiculaire ou suture du cordon aux piliers, méthode que recommande M. Tuffier et qu'il a appliquée dans trois cas avec un plein succès.

M. Richelot accepte également ce dernier procédé et l'a utilisé chez un dicryptorchide qu'il a opéré tout dernièrement. L'opération est malheureusement trop récente pour que nous la rapportions.

3° *Suites éloignées.* — Nous ne pouvons donner, sur les résultats ultérieurs de l'opération, que des renseignements forcément incomplets.

Les observations que nous rapportons sont en effet encore trop récentes pour permettre de tirer des conclusions solides sur les suites thérapeutiques éloignées de la cure radicale de l'ectopie testiculaire. Enfin, aucune autopsie, aucun examen histologique d'un testicule descendu artificiellement et fixé dans le scrotum n'existe pour donner une base sérieuse à l'étude du développement et du fonctionnement du testicule.

Nous avons cependant suivi des opérés depuis plusieurs mois et M. Tuffier a bien voulu revoir avec nous plusieurs d'entre eux ; d'autres que nous n'avons pu retrouver avaient été examinés depuis leur sortie de l'hôpital et quelques mois après l'intervention, par les chirurgiens qui les avaient opérés.

Nous avons consigné dans nos observations le résultat de ces examens. Dans tous les cas, le testicule est resté dans la position qu'il occupait quelques jours après l'opération.

Nous l'avons trouvé, dans la généralité des cas, situé plus ou moins haut dans le scrotum, mobile, remontant quelquefois jusqu'à l'orifice externe du canal inguinal, mais sans traction du cordon et il était toujours facile de le faire descendre dans le scrotum en l'y poussant de haut en bas.

Le résultat esthétique laisse surtout à désirer, car le scrotum n'a plus son aspect normal ; la symétrie et l'harmonie de formes n'existent pas comme dans le scrotum normal.

Tandis en effet que d'un côté la bourse est froncée, conoïde, longuement pédiculée, tombante, celle du côté opéré est sessile, sphérique, non plissée, tendue. Cet aspect tient sans aucun doute à la formation du tissu cicatriciel et aussi à l'étroitesse primitive de la poche scrotale qui, longtemps inhabitée, n'a pu se développer comme celle du côté opposé.

Il est du moins un fait positif, c'est que les douleurs, la gêne et tous les inconvénients subjectifs du testicule en ectopie ont disparu.

Le testicule se développe-t-il consécutivement à l'opération ? Il serait nécessaire pour l'affirmer, d'avoir des données exactes sur le volume antérieur.

Or, on mentionne bien dans les observations que lors de l'opération le testicule était une ou deux fois moins gros que son congénère, qu'il avait le volume d'une cerise, d'une noix, etc., mais on comprend l'insuffisance de ces comparaisons plus qu'approximatives.

Nous croyons qu'à l'avenir on pourrait constater mathématiquement si, oui ou non, le testicule subit une augmentation de volume. Il suffirait à cet effet, de mesurer avec un compas d'épaisseur les deux diamètres transversaux et le diamètre longitudinal du testicule à des intervalles plus ou moins éloignés.

Plusieurs malades nous ont toutefois affirmé que leur testicule avait incontestablement grossi depuis l'opération ; nous avons nous-même trois fois fait cette constatation et on a pu voir, dans quelques-unes de nos observations, que les opérateurs avaient, en examinant ultérieurement leurs malades, fait la même remarque. Mais, nous le répétons, il serait intéressant d'apporter des mesures rigoureuses et cette lacune serait facile à combler.

Les mêmes difficultés surgissent quand il s'agit du fonctionnement ultérieur. Les spermatozoïdes en effet peuvent être fournis exclusivement, dans les cas où l'ectopie était unilatérale, par le testicule normal. Il faudrait, soit constater anatomiquement dans le testicule opéré la présence de l'élément fécondant, soit examiner le sperme d'un dicryptorchide opéré de sa double infirmité. Ces examens n'ont pas encore, que nous sachions, été pratiqués.

Nous rappellerons que chez le cryptorchide opéré par M. Péan nous avons fait l'examen du sperme et que le microscope a révélé la présence des spermatozoïdes normaux, quoiqu'en moins grande quantité qu'à l'état normal. On pourrait objecter que chez ce malade les spermatozoïdes proviennent du testicule encore retenu dans l'abdomen; mais l'objection inverse ne serait-elle pas aussi plausible et ne pourrait-on pas supposer également que les spermatozoïdes viennent du testicule ramené par l'opération à sa situation normale?

Le jeune dicryptorchide opéré par M. Tuffier sera ultérieurement suivi et l'examen du sperme, quand ce malade aura atteint l'âge de la puberté pourra trancher cette question d'une importance physiologique capitale.

Indications.

La descente artificielle du testicule et sa fixation peuvent être pratiquées :

1° De parti pris pour une ectopie simple, quels qu'en soient les caractères.

2° Accessoirement et comme complément d'une autre opération.

Dans le premier cas, les indications se tirent : a) de l'âge du sujet; b) de la variété de l'ectopie et de ses particularités accidentelles et pathologiques.

Dans le second, des relations qui existent entre l'ectopie et la cause déterminante de l'opération.

I. a) Les cas malheureux de Curling et d'Adams montrent le danger des interventions prématurées et septiques. Chez l'enfant d'ailleurs, la cure radicale de l'ectopie ne saurait être d'aucune nécessité, et cela pour deux raisons : la première, c'est que, dans le jeune âge, l'ectopie n'est souvent que passagère et disparaît par une descente spontanée plus ou moins tardive de l'organe; de nombreux cas de ces migrations testiculaires ont été observés jusqu'à l'âge de la puberté.

La seconde raison, c'est l'absence ordinaire à cet âge des douleurs et autres dangers de l'ectopie qui menacent les adultes.

« Chez les enfants et généralement jusqu'à la puberté,

l'ectopie testiculaire ne s'accompagne ordinairement d'aucune gêne et peut passer absolument inaperçue. C'est par hasard, le plus souvent, ou parce que l'examen est volontairement dirigé de ce côté, que l'anomalie est découverte » (Monod et Terrillon).

Cette immunité, due sans doute au petit volume du testicule et à sa grande mobilité à cet âge, disparaît généralement vers 10 ou 12 ans ; c'est à cette période que la plupart des malades de nos observations ont commencé à souffrir.

Mais, si l'opération sanglante est absolument contre-indiquée dans le jeune âge, il n'en saurait être de même de la méthode de douceur et c'est dans ces sortes de cas que le procédé préconisé par M. Tuffier a si bien réussi.

Le testicule en ectopie des jeunes enfants, en raison de sa mobilité ou du peu de résistance des adhérences qui le retiennent doit donc être soumis aux manœuvres de massage méthodique alternant si l'on veut, avec le port d'un bandage en fourche, pourvu que l'insuffisance scrotale ou une autre complication ne constituent pas de contre-indications

Si la méthode de douceur est inefficace, l'opération sanglante reste en dernière ressource et l'approche de la puberté nous paraît l'époque la plus favorable à l'intervention. « Jusque-là en effet, dit Le Dentu, le volume de la glande augmente à peine ; celle-ci est plutôt ébauchée qu'achevée, car ses fonctions sont nulles. L'influence que celles-ci exercent sur le système nerveux central en provoquant des désirs vénériens ne s'est pas encore établie. Cet état dure en moyenne 14 ans, jusqu'à l'époque où le sexe doit s'accuser définitivement, par des modifications profondes. La nutrition générale prend tout à coup une activité remarquable, etc. ».

A partir d'un certain âge, variable d'ailleurs, le testicule ectopié s'altère et n'est plus capable de fonctionner normalement. On n'a malheureusement pas les moyens cliniques de reconnaître cette altération ; mais celle-ci débutant vers la 20ᵉ année, il importe d'opérer avant cet âge.

Nous pensons donc que la date de choix de l'opération sanglante est comprise entre 12 et 20 ans ; avant cet âge elle n'est pas nécessaire ; au delà elle pourrait être inutile, au moins au point de vue des fonctions du testicule.

Si l'ectopie est unilatérale et simple, on se laissera guider, pour intervenir, par les variétés de l'ectopie et les indications plus ou moins pressantes qu'elles déterminent. C'est ainsi que les variétés inguinale et périnéale, en raison des troubles physiologiques et fonctionnels qui les accompagnent, rendent la cure radicale plus rapidement nécessaire que la variété abdominale où ces troubles sont beaucoup moindres.

Si l'ectopie est bilatérale, fait rare pour l'ectopie périnéale, mais relativement fréquent pour les variétés inguinale et abdominale, l'indication est formelle, absolue, et la descente artificielle du testicule constitue la seule chance pour le malade d'échapper au triste état d'eunuchisme. Nous avons entendu dernièrement M. Tillaux représenter à un dicryptorchide de sa consultation les conséquences fâcheuses d'une non-intervention et les

opérés de MM. Lucas-Championnière, Péan et Tuffier étaient fatalement destinés à devenir stériles. Or chez l'un d'eux nous avons constaté, deux ans environ après l'opération, la présence de spermatozoïdes.

Enfin, l'ectopie intermittente, entraînant par la fréquence de ses récidives et les phénomènes aigus qu'elles font apparaître, les mêmes dangers physiologiques et pathologiques que l'ectopie vraie, est justiciable des mêmes indications.

Les opérations au cours desquelles la descente chirurgicale du testicule et sa fixation peuvent être pratiquées sont : 1° cure radicale de la hernie; 2° de l'hydrocèle.

En présence d'une hernie réductible ou irréductible, mais congénitale et compliquée d'ectopie testiculaire, chez un sujet jeune, le chirurgien n'a que deux alternatives : ou enlever le testicule ou le ramener dans les bourses. C'est à ce dernier parti qu'on doit s'arrêter en présence d'un testicule sain et nos observations prouvent que les malades retirent de la cure de leur hernie et de celle de leur ectopie un double bénéfice. Il y a tout avantage dans ces cas à opérer de bonne heure : 1° au point de vue thérapeutique, car le testicule aura moins de chances d'être altéré ; 2° au point de vue opératoire, car l'isolement des éléments du cordon sera d'autant plus facile et les adhérences des deux viscères d'autant moins à redouter que l'individu sera plus jeune.

Enfin, dans l'hydrocèle compliquée d'ectopie testiculaire, la persistance ordinaire du conduit vagino-péritonéal, le danger et l'inefficacité des injections irritantes font de l'opération sanglante le procédé de choix et de la cure radicale de l'ectopie une nécessité. L'abaissement du testicule et sa fixation dans les bourses complètera au point de vue thérapeutique la cure de l'hydrocèle, sans la compliquer au point de vue opératoire.

Conclusions.

I. — La cure de l'ectopie testiculaire par la descente artificielle du testicule et sa fixation dans le scrotum est justifiée : a) par les dangers pathologiques et physiologiques ; b) par l'état anatomique de l'organe ; c) par l'importance morale de sa présence dans les bourses.

II. — Cette opération qui, avant l'antisepsie n'était pas sans dangers, est aujourd'hui d'une bénignité absolue.

III. — Elle comprend : 1° l'abaissement du testicule dans le scrotum ; 2° la célorraphie ou orchidopexie.

L'abaissement par la méthode de douceur (manœuvres de massage) doit être tenté tout d'abord. L'opération sanglante reste, en cas d'échec, le procédé de choix.

L'orchidopexie est le complément de la descente qu'elle est destinée à rendre permanente et définitive par la formation d'adhérences. Les fils de soie sont préférables au catgut et la suture du cordon aux piliers doit s'ajouter à la suture intra-parenchymateuse du testicule au fond des bourses pour empêcher toute réascension ultérieure du testicule.

IV. — Pratiquée pour une ectopie simple ou comme complément d'une autre opération (hernie, hydrocèle), la cure chirurgicale par la méthode sanglante doit être tentée au-dessous de 20 ans pour être efficace physiologiquement et au-dessus de 10 ans, époque à laquelle la migration retardée n'a plus de chances de s'effectuer spontanément.

V. — Les résultats opératoires sont très favorables.

VI. — Le résultat thérapeutique immédiat est la disparition des douleurs et de la gêne, que le testicule reste au fond des bourses ou qu'il remonte à leur partie supérieure.

VII. — Si les faits sont encore trop récents et trop peu nombreux pour juger des résultats thérapeutiques ultérieurs, ils sont du moins très encourageants au point de vue du développement et du fonctionnement de l'organe descendu artificiellement.

INDEX BIBLIOGRAPHIQUE

Adams. — Transplant. d'un test. en ect. périn. *The Lancet*, 1871.
Annandale. — *Edinburgh med. journ.*, 1878.
Aubert. — Castration préventive dans l'ectop. testiculaire. *Association franç. pour l'avancement des sciences*, 1878.
Barreau. — Th., Paris, 1884. *De l'ectopie ing. test.*
Banks. — Cure rad. de hernie avec ect. *Liverpool med. ch. J.*, t. I, p. 23, 1881.
Beigel. — *Archiv. Virchow*, t. XXXVIII, p. 144.
Censier. — Th., Paris, 1888-89. *Ect. en retour.*
Chambat. — Th., Paris, 1879. *Hern. ing. avec ect.*
Chauveau. — Th., Paris, 1888. *Des hernies ing. cong.*
Cheyne. — 2 cas d'orchidopexie. *Soc. med. Lond.*, 27 janv. 1889.
Chelius. — *Tr. de chir.*, 1876.
Curling. — *Tr. des mal. du test.* Trad. par Gosselin, 1857.
Debout. — *Bull. Soc. chir.*, 1852-53, p. 98-106.
Deville. — *Bull. Soc. anat.*, 1848.
Dict. Jaccoud. — Art. Test. par Brissaud.
Dict. encycl. Art. Cryptorchidie par Trélat et Peyrot.
Duton. — *Journ. de med. de Bordeaux*, 1887.
Dufour. — Th., Bordeaux, 1877. *Que faut-il faire d'un test. en ect. dans les cas de hern. ing.*
Dourlens. — Th., Paris, 1881. *Retard dans la descente du testicule.*
English. — *Sem. méd.*, 1885.
Fellin. — Mém. sur anomalies de posit. du test. *Arch. gén. de méd.*, 1851, p. 27.
Follin et **Duplay.** — *Tr. de path. ext.*, t. VII, p. 356.
Gautier. — Th., Paris, 1886. *Pseudo-étranglement dans l'ect. du test.*
Godard. — *Mém. sur la mon. et la crypt.*, 1856.
Kraske. — Castration dans la cure radicale des hernies. *Cent. f. chir.*, 1883.
Kock. — Cité par Rosenmerkel. Radicalkur der in der Weiche lieg. test., 1820.
Lecomte. — Th., Paris, 1851. *Ect. ing. et mal. du test. ect.*
Le Dentu. Th., d'agr. Paris, 1869. *Anom. du test.*

Lucas-Championnière. — *Cure radicale des hernies*, 1887.
Maréchal. — Th., Paris, 1886. *Anat. path. du test. en ect.*
Marshall. — Ect. per. *Brit. med. Journ.*, 1883.
Michon. — *Bull. Soc. chir.*, 1852, p. 100-103.
Monod et **Arthaud.** — *Archiv. de méd.*, 1887.
Monod et **Terrillon.** — *Tr. des mal. du testicule*, 1884.
— Castration dans l'ect. *Arch. de méd.*, 1880.
Nicoladoni. — *Archiv. f. klin. ch.*, 1884, p. 178.
Oustalet. — Sortie tardive du t. et ses accidents. *Gaz. méd. Paris*, 1843, p. 694.
Owen. — Test. périnéal. *The Lancet*, 1889, t. I, p. 273.
Pâris. — Th. Strasbourg, 1857. *Orchite inguinale.*
Partridge. — *Brit. med. Journ.*, 1858.
Rizzoli. — Tr. des hern. avec ect. *Presse méd. belge*, mars 1862.
Richelot. — *Bull. Soc. chir.*, 1887, p. 650.
Ringeisen. — *État du test. ect.* Th., Strab., 1868.
Schwartz. — *Encyclop. internat. de ch.* art. Test., t. VII, 1888.
Schüller. — *Centr. f. chir.*, 1881.
— *Ann. of. an. and Surgery.* Brook. N-Y, 1881, p. 84-102.
Soc. de chirurg. — Bull. d'avril et juillet 1889. Discussion sur la descente et la fixation du testicule en ectopie.
Szimanowsk. — Der inguinal testikel. *Prager viertelj. f. prakt. heilk.*, 1868, t. II, p. 57.
Tuffier. — *Mém. sur le trait. de l'ect. et la célorraphie*, 1888.
Valette. — Accid. liés à mig. imparf. du test. *Lyon méd.* 1869.
Winocouroff. — Th., Paris, 1888. *Cure radicale des hernies congénitales.*
Wood. — *The Lancet*, 1er mai 1880.
Wood. — Lectures on hernies and its the rad. cure. *Brit. med. Journ.*, 1885, p. 1233.

IMPRIMERIE LEMALE ET Cie, HAVRE

BIBLIOTHEQUE NATIONALE DE FRANCE
3 7531 00949907 1